社会隔离应激刺激相关研究

主　编　殷盛明
副主编　徐　红　王冬梅
编　者　（按姓氏拼音排序）

安　冬　陈　薇　丁乙桐　汲　源
靳凯琳　李怀锐　林永忠　刘媛媛
罗忠仁　王冬梅　肖昭扬　邢　悦
徐　红　薛　莹　殷盛明　于德钦
余伟志　翟秀丽　张筱楠

科学出版社

北　京

内 容 简 介

　　社会隔离应激刺激是造成焦虑和抑郁等众多精神障碍疾病的主要因素之一。目前针对社会隔离引起的相关精神障碍疾病尚无有效的治疗手段。随着社会生活和工作方式的改变，日常生活中有许多社会隔离现象，如留守儿童和空巢老人等，有社会隔离经历的人群在行为上均有不同程度的异常。这些现象已影响人类的身心健康，日益引起社会学和医学工作者的重视。本书在参阅国内外相关论文的基础上，结合我们新近的研究发现，从什么是社会隔离、社会隔离动物模型的研究、社会隔离人群的相关研究、日常生活中的社会隔离现象及其危害和怎样应对社会隔离现象这几方面加以论述，以期为探索社会隔离引起的异常行为及精神疾病的防治策略提供新思路。

　　本书适合社会学、医学和生物学相关专业人员阅读。

图书在版编目（CIP）数据

社会隔离应激刺激相关研究/殷盛明主编.—— 北京：科学出版社，2019.5
ISBN 978-7-03-061177-2

Ⅰ．①社… Ⅱ．①殷… Ⅲ．①精神障碍－研究 Ⅳ.①R749

中国版本图书馆 CIP 数据核字(2019)第 087737 号

责任编辑：王　颖 / 责任校对：郭瑞芝
责任印制：徐晓晨 / 封面设计：陈　敬

科 学 出 版 社 出版
北京东黄城根北街 16 号
邮政编码：100717
http://www.sciencep.com

北京科印技术咨询服务有限公司数码印刷分部印刷
科学出版社发行　各地新华书店经销

*

2019 年 5 月第 一 版　开本：720×1000　1/16
2025 年 3 月第三次印刷　印张：6 1/2
字数：123 000

定价：**59.80 元**

（如有印装质量问题,我社负责调换）

前　言

随着社会经济的快速发展，竞争压力日益增大，精神疾病的患病率呈上升趋势。在中国，精神疾病在疾病总负担中排在前面，约为 20%，2020 年预计将上升至 25%。社会隔离应激刺激是造成焦虑和抑郁等众多精神疾病的主要因素之一。目前针对社会隔离引起的相关精神疾病尚无有效的治疗手段。随着社会生活和工作方式的改变，日常生活中有许多社会隔离现象，如留守儿童和空巢老人等，有社会隔离经历的人均有不同程度的行为改变。这些现象已影响人类的身心健康，日益引起社会学和医学工作者的重视。本书在参阅国内外相关论文的基础上，结合我们新近的研究发现，从什么是社会隔离、社会隔离动物模型的研究、社会隔离人群的相关研究、日常生活中的社会隔离现象及其危害和怎样应对社会隔离现象这几方面加以论述，以期为探索针对社会隔离引起的异常行为及精神疾病的防治策略提供新思路。由于社会隔离现象及其相关研究涉及社会学、心理学、生理学、分子生物学和神经病学等多学科领域的相关知识，需要具有交叉学科背景知识的相关科学家的共同研究才会有重大的突破！也期待今后在这一领域的相关工作能够对社会的和谐稳定和人类的健康事业有所裨益！

借此感谢国家自然科学基金（31201724 和 81471373）和国家留学基金（201408210227）对书中基础研究工作的资助。感谢恩师张万琴教授、唐一源教授、李冬冬教授、Melitta Schachner 教授和 Jau-shyong Hong 教授在科研道路上对我悉心指导和鼓励帮助！感谢对本书做出贡献的李崧博士、邓玉琴博士及各位同人们。

殷盛明

2017 年 12 月 12 日

目　　录

第 1 章 概 论

1.1 社会隔离的概述

1.1.1 社会隔离的定义

社会隔离（social isolation）概括来说是指具有群居属性的哺乳动物种系的社会化过程在某种程度上被全部或部分剥夺，是一种社会心理应激（psychosocial stress）刺激。社会隔离也称为社会孤立，可以理解为个体与其他个体或社会群体处于脱离的状态，是个体社会关系的缺失。很多哺乳动物具有社会属性，以群居的方式生存得以适应生活环境。群居的生活方式是在长期进化过程中形成的，是由遗传和环境因素决定，有利于维持神经–内分泌–免疫系统的稳态和正常的行为学特征，进而保持相应动物种系的发生与发展。

人是社会属性和自然属性有机结合的产物，人的自然属性是先天的，如饮食和呼吸等生理功能，这为人类生存提供了基本条件；人的社会属性是从社会化过程中产生与发展的。从出生那一刻起，当婴儿与母亲进行肌肤接触及吸吮乳汁时，就已经在进行社会交往，即具有社会属性。人作为个体需要生活在有人、场地和周围事物的多元化社会环境中。人类的社会隔离是指在某种程度上全部或部分剥夺人的社会化过程，具体表现为人在心理或生理上与其依赖的人际交往关系出现分离。造成人经历社会隔离的原因包括社会因素和疾病因素等。社会隔离分为自愿的隔离和非自愿的隔离。由于各种原因而主动脱离社会交往，即为自愿的社会隔离，如长期沉迷于网络虚拟世界的"游戏一族"和隐居在深山老林中的隐士等。个人主动选择隐居或独居，远离社交网络，借此提升个人的心境，这种状态往往伴有更多的正面感受。非自愿的社会隔离往往是被迫的、被他人利用或欺骗等手段引起的社会隔离状态，如随着社会生活和工作方式的改变，日常生活中的职场妈妈因工作繁忙，直接把哺乳期的婴儿交给老年人和保姆照顾；农民工外出打工，将子女长期留在家中；子女外出求学和工作，将老年人单独留在家里；患者在住院期间长期隔离治疗等。尽管被隔离者没有意识到自己被隔离，但非自愿的隔离带给被隔离者的大多是负面的影响。

在实验动物研究领域，将实验动物单笼饲养，进行社会隔离应激刺激处理，可以作为一种干预手段，用于研究哺乳动物应对社会隔离应激刺激而出现的神经–内分泌–免疫系统的变化及其行为改变。美国心理学家哈洛以灵长目动物为研究对象，系统研究并揭示了社会隔离所产生的负面影响。人类和动物实验研究表明，社会隔离可增加个体对社会威胁的敏感性，并能够刺激个体重塑自身的社会关系。社会隔离对人和动物的影响在病理生理学机制上具有很多相同之处，包括增加交感神经兴奋性，激活下丘脑–垂体–肾上腺轴（HPA 轴），促进炎症反应，降低免疫力，影响睡眠和调节糖皮质激素反应基因的表达，进而增加疾病的发生。

1.1.2　社会隔离的不同视角

英国诗人 John Donne 说过"没有人是一座孤岛"，然而存在主义哲学却认为人类最终是孤独的。近 50 年来，科学家才开始对社会隔离这一现象有系统的研究。与存在主义哲学家和社会学家不同，专业的医务人员根据社会隔离的原因和临床研究，趋向于认同社会隔离的影响是负面的而不是正面的。社会接触的数量、频率和质量等特性可用来评价社会隔离的程度，包括接触时间的长短、个体参与社会隔离经历的程度及社会隔离产生的消极影响等。相关医务人员可以根据被隔离者经历社会隔离的程度来进一步与其进行情感方面的交流，进而帮助被隔离者与他人建立良好的社会关系。

1.1.3　社会隔离的分类

在人类的不同生命阶段，社会隔离的影响也有着相应的区别。根据经历社会隔离应激刺激的不同生命阶段可以进行如下分类。对儿童而言，其在发育早期经历持续的社会隔离,他的社会化过程将被剥夺,会出现严重的心理发育迟滞和社会适应不良。典型的案例为印度发现的狼孩,由于完全脱离人类社会生活的环境,不能获得人的社会属性,如语言能力和思维能力等。对成年人而言,其在成年期间经历社会隔离,会出现抑郁和烦躁不安等消极情绪反应,严重情况下还会出现幻听和幻视等症状。对老年人而言,由于退休、丧偶、朋友亡故及子女独立等事件而使他们逐步丧失社会关系,这是造成老年抑郁症的主要社会心理因素。此外,对长期住院经过漫长治疗过程的精神分裂症及阿尔茨海默病患者而言,社会隔离的经历会加剧其认知衰退的程度。有关社会隔离的影响的心理学研究表明,保持社会化对个体的发展及维持个体的身心健康具有重大的意义。

在社会学的范畴,可以将社会隔离分为四个层次:第一层次是社区,隔离社区主要是指少数具有相似职业和收入等社会因素的特定人群聚居的相对封闭的社区;第二层次是组织,如工作单位和学习单位;第三层次是朋友和家人;第四层次是个体自身,包括自身的理解和沟通能力。在社会学家看来,隔离社区可分为区位性隔离社区、自愿性隔离社区和非自愿性隔离社区。非自愿性隔离社区是由于客观原因而形成,不是个人主观选择的结果。

1.1.4 社会隔离的原因

1. 社会因素

社会隔离相关调查问卷研究及人口统计学分析表明,婚姻状况、家庭背景和社会经济地位等因素与社会隔离的产生具有相关性。研究已经证实社会群体的组成和社会生活的方式等社会因素能够影响个体经历社会隔离的风险。经济状况、文化差异、家庭组成、婚姻状态和医疗保健等因素都能够影响个体与社会环境之间互动的程度,进而影响社会隔离的程度。

(1)社会组成

针对个体来说,其社会组成是由其所处的社会环境决定的。例如,职场工作者的社会组成主要是由工作关系建立起来的社交网络。在社会组成相对单一的群体中，即使个体生活在群体中，由于缺少丰富的社会关系网，依旧是处于社会隔离状态，如监狱里的囚犯等。由于长期处于负面影响较大的生存和工作环境中，这样的个体几乎很少有机会与亲密的人（包括亲人、同事和朋友）进行有意义的交谈，进而使其处于一定程度的社会隔离状态。

社交关系网能够给不同的社会隔离群体提供相应的情感帮助和相关信息。这些社会支持系统能够促进社会隔离群体的身心健康，帮助其恢复正常的行为，缓解其压力。在评价个体社会关系网的作用时，要包括个体的社会角色以及个体对其他人的认同度。需要注意的是，社会隔离个体对社会关系网的回应并不都是与客观事实相符，往往其主观感受居多。例如，某退休女性在医务人员询问其社会关系的状况时，她抱怨孩子为她做得太少。然而，她的孩子每天都会去看她，为她带饭，给她买东西，并且帮她解决经济问题。这种情况下，尽管孩子经常去看她和关爱她，她仍然感觉孤独。

（2）社会经济因素

社会经济状况与社会隔离具有相关性。受教育程度和身体健康水平都低，更容易处于社会隔离状态。美国社区学院协会网站公布的统计分析结果表明受教育程度越高者的收入也越高。我国学者利用 CHNS 等数据库研究，通过 Logistic 模型分析后证实高收入群体的健康状况良好。有研究发现，近 50% 的颅脑损伤者不能工作，这影响到他们家庭的经济收入，也增加了他们自己的社会隔离程度。

（3）社会角色的丢失

社会角色的丢失可使个体产生被社会隔离的感觉。有些没有家庭、朋友和相关职位的人会有被抛弃、没有价值的感觉。学习和工作地点的变迁、不和谐的居住环境、婚姻的解体（丧偶或离异）或受不良群体的影响等因素都能够通过改变社会关系进而引起社会角色的缺失感。此外，疾病状态也能够引起社会角色的丢失。已有研究证实，老年人、寡妇或鳏夫和社会关系网有限的夫妻都出现心理障碍，他们都是因社会角色缺失而经历社会隔离。

（4）文化差异

社会隔离负面影响的程度与被隔离者的文化背景具有相关性。由于文化发展在世界范围内进一步多元化,许多国家在语言和宗教等方面同时吸收了其他文化。语言差异及传统的生活环境的改变都会影响社会关系。例如,在美国移民的人群中,一部分人初到美国,不具有美国的文化背景,由于语言不通等原因,只能从事工作时间长而工资较少的工作,而且没有合理的医疗保险,难以获得救助,而经历社会隔离。移民二代大多逐渐适应美国文化而融入美国社会中。生活在美国与墨西哥交界的墨西哥裔美国人,由于其与美国本土居民有相似的文化背景,往往不经历社会隔离。可见文化差异可以通过影响社会关系而引起社会隔离。

（5）家庭及婚姻

没子女的人相对于有子女的人更容易发生社会隔离,当子女居住在附近时,老年人会与子女保持联系,也会经常去看他的子女。研究表明,老年人受子女的影响比其他亲戚和朋友小,拥有较少社会联系的人的死亡率是拥有较多社会联系的人的 3 倍。这提示维持社会联系有助于延长寿命。寡妇或鳏夫由于缺少相应的社会关系,限制了他们的社会联系,更容易经历社会隔离。

2. 疾病因素

（1）疾病引起患者经历社会隔离

慢性病患者需要了解身体的衰竭状态对他们生活的影响,需要经常面对由于疾病带来的经济、心理和社会压力,他们还在努力地维持着个人和社会的认同感。如果慢性病患者失去了希望或丧失行为能力,他们可能会退出其所处的社交网络,孤立自己,远离对他们来说很重要的人。有研究证实,残疾人在劳动力市场遭受歧视的痛苦经历使他们难以建立良好的社会关系。另外,具有面部瘢痕的患者会选择生活在能够理解和包容他们的人群周围。有残障的人群即使被雇用,往往是工作在一个没有太多社会交往的环境里。

慢性病患者在经历病痛折磨时,难以再维持其个人的社会身份,很容易退出自己的社交网络而进入社会隔离状态。例如,对于艾滋病患者来说,曾经照顾他们的 HIV 阴性伴侣和朋友会因此疏远他们而使其经历社会隔离。再如,对于颅脑损伤患者来说,疾病本身不会影响其与家人之间的关系,但是由于颅脑损伤降低其认知能力，进而减少社会交往，阻碍新的社会关系的形成，最终使患者经历社会隔离，给家庭带来了沉重的负担。

（2）疾病引起患者家属经历社会隔离

慢性病患者的家庭成员有经历社会隔离的风险。如果配偶一方有慢性疾病，夫妻双方会长时间的在一起，很少参与家庭生活以外的社交活动。虽然女性护理者的护理水平较高，这有助于她们照顾有疾病的配偶，但是其长时间处于照顾自己配偶的状态，也会渐渐失去潜在的社会支持。她们照顾配偶需要在精力、体力和经济上付出很多，所以会面临巨大的生活负担，进而影响其维系良好的社会网络，在不知不觉中，她们和配偶一样处于社会隔离状态，女性护理者会表现出更强烈的孤独感，生活满意度降低，通过电话或面对面交谈能够有所改善。对于患者家属来说，他们往往不清楚怎样向其他人解释患者的病情。例如，膀胱纤维化患儿的父母会担心周围的人会因为孩子的真实病情而疏远他们，因此隐瞒患儿的病情，只告诉老师给患儿吃的药是用于治疗消化系统疾病的，这些做法也会导致患者家属有可能经历社会隔离。社会隔离不仅给那些慢性病患者本身带来负担，而且还延伸到他们家庭生活中，需要有专业知识的人去指导他们怎么处理家庭事务。

（3）医疗保健对患者社会隔离经历的影响

患者的日常护理需要有专业人员的指导，辅以多种医疗保健的干预措施。大多数医务人员认为患者在治疗过程中，会有经历社会隔离的风险。例如，不同人群对癌症患儿的关注点并不相同，患儿自身关注的是随年龄的改变而不断变化的病情对其造成的损伤；患儿父母首先关注的是患儿的寿命和治疗情况，然后关注病痛对其长期的影响；医务人员则侧重于患儿的生存状况；心理健康专家则关注病痛和社会交流障碍对患儿的负面影响；而患儿的保险赔付方则更关注其对患儿所投入的经济成本。上述这些人群形成相互关联的社会网络，这一社会网络中任何一方的变化都会影响患者所处的社会关系，而使患者具有经历社会隔离的风险。

在以患者为中心的社交网络中，尽管众多医务人员都具有同情心，但是其提出的干预措施常常是不全面的。例如，当讨论颌面部肿瘤患者面部缺陷时，医务人员预期患者可以在术后一周就逐渐进入恢复状态，这只是考虑了手术自身的因素，却忽视了面部缺陷对患者心理的影响，对患者来说，虽然只是切除了解剖学上相对较小的范围，但是外观或功能的改变却在其心理层面造成很大的负面影响。医务人员需要考虑容貌被损毁的患者在术后一周可能出现的感受及术后对患者社交网络的影响。有关患者术后社会交往的研究表明，那些有大面积容貌被损毁的患者认为"那就像忍受一些不受欢迎的东西"，许多患者无法触摸或直视自己，即使可以与孩子保持令人满意的关系，但仍感觉自我形象不佳，其与伴侣的关系恶化，而进入社会隔离的状态。还有研究提到在接受头部和颈部癌症的半下颌骨切除术的患者中，近 50%患者成为社会中的隐居者。大量研究表明被调查者对手术引起的毁容持有负面的态度。导致患者经历社会隔离并不是疾病所引起的身体残疾，而是治疗效果对患者心理影响造成的，而且社会隔离的程度并不与残疾的程度成正比。

医疗保健体系应该为慢性病患者提供多种保障，包括：掌握治疗方法；控制疾病症状；帮助预防疾病；度过疾病的危险期；安排好诊疗时间；掌握病程的进展；提供专业的卫生保健；提供合理的个人计划；维持患者情绪稳定；克服社会隔离引起的不良后果；提供充足的医疗资金，使患者的生活早日进入正常的状态。

1.1.5 社会隔离引起的相关情感

典型的社会隔离与边缘化的情感有关。社会隔离引起的主观感觉为厌倦和边缘化。厌倦是指对某些活动没有兴趣而不愿意去做，甚至感到疲劳，比如个体把日常生活看作紧张繁忙的工作而不愿意去做。边缘化是指被主流群体所排斥的感受。其他与社会隔离有关的感觉，还包括孤独、绝望、悲伤和解脱等。

社会隔离曾被看作是疏远的同义词，尽管这两个词的含义并不相同。疏远是指在感情上有距离，表现为无能力、无规范感、自我疏远和无意义。无能力是指一个人认为以自己的行为能力不能够得到自己想要追寻的结果。无规范感是指个体通过不符合社会规范的行为去实现自己的愿望。自我疏远是指个体失去自我的体验或自我的意识。无意义是指明显失去对行为结果的预知能力。社会隔离只是疏远的一种表现。

社会隔离还被等同于人类的孤独感和冷漠状态。尽管经典的"社会隔离"已被认为是社会交往的剥夺，但是孤独感仍与社会隔离有区别和联系。孤独感被认为是个人的主观情感，而社会隔离是被剥夺社会交往的客观状态。因此，孤独感是指每个人的心理状态，社会隔离与社会状态有关。尽管社会隔离能够引起孤独感，但是孤独感不是社会隔离必经的一个状态，孤独感是社会隔离的一部分。社会支持网络的减少会使个体有被抛弃的感觉，有过社会隔离经历的人更加需要在社会环境中得到情感上的支持。个体是否经历社会隔离状态与其是否患有疾病、是否有良好的社会状态及所处的社会环境因素等有关。需要从心理学的角度结合社会隔离的特性来判断个体是否处于社会隔离状态。

另外，羞耻感也可以引起社会隔离。慢性病患者担忧自己的信誉降低，进而产生羞耻感，以至于阻碍社会交往。一项研究提示，与男性同性恋者相比，非洲裔美国女性更容易有羞耻感而减少社会交往，因为其他人容易把女性和性交易联系在一起。

1.1.6　社会隔离的评估与测量

当社会隔离发生时，系统性评估可为有效的干预措施提供依据。医务人员在采取治疗措施之前，必须与患者进行沟通，并且需要对家属进一步说明拟采取的干预措施的依据。

1. 社会隔离的评估

评估社会隔离的关键是观察以下内容：①社会隔离者的消极程度；②社会隔离者的孤独感程度；③社会隔离者社交网络质量和数量的下降程度。社会隔离与孤独感有所区别。孤独感通常伴有焦虑、绝望、自怜和无聊等情绪，伴有异常行为，如暴饮暴食、滥用药物和疯狂购物（或盗窃癖）。此外，有社会隔离经历者常常会感到寂寞，与"失去"相关联。因为社会隔离和孤独感都会造成负面影响，所以医疗专家必须及时评估哪个因素占主导地位。

适当的评估可作为依据来指导制订相应的干预措施。例如，评估表明被评估对象是终生的社会隔离者，社会隔离是其未来所需适应的生活方式。在这种情况下，医疗专家最好的措施是保持联系，用心观察，不用干预。另外，如果患者已经经历社会隔离并且主动寻求救助，那么应该根据他的病史及其当前的需求来设计干预措施。在社交网络中，为隔离人群提供社会支持。这些干预措施能帮助个体建立正常的社交网络，对慢性病患者的亲属或朋友来说也是必要的。评估一般包括对看护者和患者的评估。评估是使干预措施变得适当且有效的关键。如果没有一个适当且敏锐的评估体系，干预措施可能就会无效或不完整。

2. 社会隔离的测量

两种常用于测量社会隔离的社会网络量表是 SNI（Berkman-Syme Social Network Index）和 LSNS（Lubben Social Network Scale）。从本质上讲，这两个量表都能测量一个人与其他人联系的数量。SNI 是几个项目的非理论总结，可研究一系列社会关系和网络及其对人们的直接影响。LSNS 是用来衡量老年人社交网络的，是以 SNI 的原始问卷为基础，它有 10 个同等权重的项目，将个人的信息进行分类，同时设定一个分数标准来评定被试者是否经历社会隔离。LSNS 通常是在数据收集期间管理预期数据，不适用于分析次级数据。

研究者在评估社会隔离时，可以根据研究目的和研究内容来进行选择相应的社会网络量表，采用半结构化访谈或问卷调查的方式收集被试者的信息。依据评估结果，判断被试者是否经历社会隔离，再确定相应的干预措施，以减少社会隔离对被试者的负面影响。当评估单身者是否经历社会隔离时，先评估其与知心朋友的关系，再评估其在组织机构和社团中的位置。在群体中，个体之间的交往是有选择性的。当个体在与其他人交往中，无法达到内心期待的亲密程度时，会表现出疏远和不愉快的情绪，严重时还会出现抑郁样情绪、孤独感和认知功能的损伤。所以专职做心理疏导的医务人员需要帮助患者建立个体之间相互的关爱和责任。

1.1.7　社会隔离在循证医学中的实践

目前为止，有关采用科学的实验方法来专业全面地研究社会隔离现象的报道仍不是很多，Fyrand 及其同事的研究检验了社会网络干预措施对 264 位类风湿关节炎的女性患者的作用效果。参加者被随机分配到三个组，其分别被称为患者干预组、正常人群干预组和空白对照组。此项研究通过如下几个问题进行开展：社交网络干预到什么程度将会影响患者的社交网络、患者的社会支持和患者的社会功能。在这项研究中，正常人群被随机分到正常人群干预组，他们会得到参加 2h 的会谈机会，其间他们会从医务人员那得到关于类风湿关节炎的相关信息，并且医务人员也会回答他们有关类风湿关节炎的问题。而空白对照组没有任何干预措施。研究发现，与空白对照组相比，患者干预组的社会网络规模增加，差异在统计学上具有显著性；患者干预组的社会支持更高；患者干预组很少发生社会功能紊乱。这次干预主要是评估患者的社交网络并且帮助这些患者通过改变社交网络来解决与社会功能有关的疾病。患者干预组的患者对社交网络的需求越来越强烈，他们对生活的态度也会发生变化。此外，社交网络成员经常会分享他们的生活问题，将患者经历的羞辱感发生转变，即双方改变他们的自我评价并且齐心协力支持彼此。在初步评价期间，考虑三个重要层面：①研究项目的信息；②健康与社交网络之间的关系；③患者对慢性病的经历感受。在这 2h 的初步评价期间，调研员标记了参与者当下的社交网络。社交网络标记图有助于对参与者社交网络的组成进行更深层次的分析了解。同时可以让调研员和参与者决定邀请这个社交网络的哪些成员加入到这个社交网络会议中。在这个初步评价中，还需考虑参与者的疾病进展及疾病给他们的生活带来哪些不便。当参与者情感爆发的时候，调研员需要给予充分的关心，确保参与者能够有充足的时间和注意力集中在关注的话题上。

在这个社交网络中的成员，有在初步评价中拟定的朋友和家人，让患者和他们聚在一起解决问题。要有 7 个成员和 1 个社交网络调研中的临床治疗人员，参与时间平均为 2h。调研中的临床治疗人员在小组中扮演引导者和刺激因素，引导被试者与该组的网络成员参与活动，让被试者表达并解决问题。小组的引导者宣布会议开幕时间、会议的期望值和讨论的话题，这是初步会议。小组讨论的目标是了解被测试的慢性病患者的生活状况，描述其对会议的期望，并引导患者参与这些话题的自由讨论，最后对如何更好地解决问题达成一致意见。社交网络成员的目标是能够相互加深信任，并让参与者学习如何解决社交网络成员之间的问题。社交网络会议的目标是帮助被试者和网络成员改善在社交网络行为中的问题。临床治疗人员通过让被试者和社交网络成员聚集到一个房间，使社交网络成员和被试者能够更好地感受到聚集到一起的力量，被试者能够重新修复被破坏的社交关系。上述方法能够合理地让社交网络成员的介入对被试者进行干预。通过一个相对较短的会议，这些临床治疗人员创造了一个可输出的、有效的介入干预方法来减少社会隔离状况，修复不同程度的社交网络功能障碍。进一步而言，这种介入干预方法不但简单而且不需要额外的专业训练。它只需要一个专业的能够掌握一定的治疗技巧和可以引导成员进行有效交流的临床治疗人员，如护士、社会工作者或心理学家。因此，这种干预可以在仅仅 4h 内，很容易管理愿意拓展社交网络的患者。

人类具有同理心、同情心、忠诚和亲社会等正面的行为特征，也具有欺骗、背叛、剥削和谋杀等负面的行为特征。由于各种层次的社会关系可以随着社会环境的改变而改变，所以针对个体而言，即使是最亲密的朋友关系也有可能因为环境的改变而成为具有威胁性的社会关系。因此并不是所有客观存在的社会关系都有助于人类的生存和繁衍。幸运的是客观评估社会隔离的方法一直在不断地改进，通过这样的评估发现社会隔离的社交网络的质量更能影响其与他人在交往中互动之间的亲密程度。我们中的大多数人都会主动地寻找良好的陪伴关系或人际关系。当我们被赋予各种各样的关系时，生活变得更有价值。保留一定的独处也是必要的，像我们在自己的小空间里寻求休息或冥想的机会。社会交往或独处的状态交织在一起，形成了每个人和每个社区特有的构成特点。这些特有的构成特点及与社会交往或独处的状态形成了我们的社会活动。

1.2　社会隔离的研究现状

1.2.1　社会隔离动物模型的研究现状

对正常人进行社会隔离干预的研究会使受试者受到伤害，因此，在研究人类社会隔离现象时，不能对受试者进行长时间的社会隔离干预。动物实验是人类研究社会隔离的一个重要补充，社会隔离动物模型已经在模拟精神疾病的研究中得以广泛应用。目前相关研究很多，已经发现，不同程度的社会隔离可引起实验动物的脑组织形态学改变、脑内神经递质及其受体的改变、内分泌的改变和行为的改变。

社会隔离动物模型是一种慢性应激模型，应激刺激发生在出生后，可对神经发育造成一定的损害，具有潜在的精神疾病易患性。根据隔离饲养的起点及隔离时程的差异可以引起啮齿动物的行为发生不同程度的异常改变，反映不同程度社会隔离应激刺激对机体的影响。社会隔离可引起实验动物的自发性活动、焦虑样行为、攻击性行为和竞争性行为出现异常，这些行为的改变与隔离时间的长短和隔离动物种系等因素有关。近期研究发现不同程度的早期社会隔离对小鼠的空间和非空间认知功能、记忆能力、新事物探知能力、焦虑程度及对入侵者的攻击性均有不同程度的影响，而青春期恢复群居生活能够改善小鼠的空间与非空间认知功能和记忆能力，提示青春期为隔离应激刺激后治疗的敏感期。青春期是大脑发育的关键阶段，也是大脑可塑性调节的敏感时期，在大脑发育的重要时期及时恢复小鼠的群居生活可能会逆转与认知功能相关的脑区异常改变。该课题组也观察了相关干预因素在青春期对隔离动物的影响，这些研究发现对阐明社会隔离对人类行为的影响机制及其防治具有潜在的应用价值。

1.2.2　人类社会隔离的研究

在人类史的早期，个体和种系的发生和发展史中，人类需要依赖群居的形式保持物种的生存和繁衍。人类的生存和繁衍通过夫妻组成家庭，在社会中共同保护和互助。虽然社会隔离现象已经对人类的身心健康造成了巨大的危害，但是临床上对社会隔离的相关研究报道还是很少。社会隔离作为一种社会应激刺激能够引起精神疾病。精神疾病的诊断主要是依据临床症状进行判断，患者由于已经形成精神疾病，如果没有家属的配合，很难表述清楚病史及相关诱因，即使家属配合，也未必都能够被如实地反映出婴幼儿时期的社会隔离经历。尽管如此，通过调查问卷的形式还是能够获得一些有价值的信息。也有针对以人群研究为基础的社会隔离纵向研究，统计分析隔离经历对人类潜在的行为、神经内分泌系统、细胞分子和遗传基因的影响，并发现主观上感知到的社会隔离状态的负面影响多于客观的社会隔离经历，包括血管阻力增加、血压升高、清晨皮质醇水平升高、睡眠少和久坐不动等。社会隔离经历造成的痛苦作为一种负面的信号刺激机体产生行为的改变以帮助机体避免损伤，这种变化在物种的进化过程中，逐渐形成相应的基因改变，使机体对社会威胁保持警惕，以确保种族的生存与繁衍。

在调查中发现，经历社会隔离者可出现无原因的慢性疼痛。其机制可能是在进化的过程中，孤独和疼痛使个体间相互的联系被削弱。保持个体间相互联系是人类能够健康和幸福的生活所必需的条件。社会隔离触发的疼痛是一种厌恶信号，刺激个体采取行动，最大限度地减少威胁或伤害。从生理功能上解释，大脑背侧前扣带回皮质神经元的激活既与疼痛反应有关，也与情感的形成有关。社会隔离经历可增强神经系统对负面信息的方法的反应。Yamada 和 Decety 研究阈下刺激对启动痛苦面部表情的影响发现，在厌恶表情中比在喜悦表情中更容易检测出痛苦，然而相对于非孤独的人，孤独的人面对厌恶表情时更容易出现痛苦的面部表情。采用磁共振成像的方法研究发现，有社会隔离经历的个体在观察不愉快的图片后，其颞顶联合区交界处的部位被激活，此区域是在完成智力任务时可被激活的区域。有社会隔离经历的个体更有自我保护的意识。腹侧纹状体是中脑边缘多巴胺系统的一个重要组成部分，富含多巴胺能神经元，是处理奖赏过程和学习活动中至关重要的脑区。有证据表明，社会奖励可激活腹侧纹状体。有社会隔离经历的人感知愉快的图片时，腹侧纹状体的激活较弱。通过对双胞胎儿童和成年人的研究表明，由社会隔离而引起疼痛的敏感性具有遗传差异性。

有研究表明，社会隔离现象与居住地相关，尤其是居住在城市的老年人更易发生社会隔离。这些老年人不敢离开家，因为缺乏交通工具或对外界环境不熟悉，所以他们越来越不愿意与其他人进行交往。这种现象会因为信任感的降低、社会经济条件的下降和居住地的局限而加重。如果老年人患有慢性病，社会隔离状况更能加重病情。随着个体的衰老，被限制驾驶或不能驾驶，老年人外出活动减少，和他人的联系减少。在社区为老年人提供社交网络，有助于改善老年人的社会交往。需要在家被护理的慢性病患者或有感觉系统损伤的患者更容易经历社会隔离状态。Stephens 和 Bernstein 发现病重的患者比健康居民更容易经历社会隔离。英国、爱尔兰和其他欧洲国家有关社会隔离的研究文献在过去 20 年里有所增加。在美国，许多有关社会隔离的研究致力于依靠相应政策促进有社会隔离经历的个体更好地融入社交网络中。

1.3　社会隔离经历对人类健康的影响

社会隔离是社会应激的一种，严重阻碍了人格的正常形成与发展过程，并参与精神疾病的发生和发展，如精神分裂症和抑郁症等。House、Landis 和 Umberson 发表了具有里程碑意义的综述，从流行病学角度前瞻性研究人类社会隔离，表示社会隔离如同吸烟、肥胖、高血压和久坐不动的生活方式一样，是相关疾病的发病率和死亡率升高的危险因素。从发病机制研究来看，有社会隔离经历的人与动物有相似的病理改变，包括交感神经兴奋性增加、下丘脑-垂体-肾上腺轴激活、出现糖皮质激素抵抗、促进炎症反应发生、免疫力降低、睡眠质量下降和调节糖皮质激素的基因表达异常等。

社会隔离经历与基因表达有关，尤其是抗糖皮质激素反应元件基因的低表达和促炎症反应 NK-κB/Rel 转录因子基因的高表达。经历社会隔离的个体通过下丘脑–垂体–肾上腺轴对淋巴细胞敏感性的调节能力下降。在伴有下丘脑–垂体–肾上腺轴活动增强的同时，经历长期社会隔离的个体发生糖皮质激素抵抗。

在认知功能纵向研究中，Wilson 等发现，个体在经历社会隔离后，可出现认知功能下降并且增加患阿尔茨海默病（Alzheimer disease，AD）的风险。即使在统计学上社交网络的规模和社交活动的频率保持不变，社会隔离经历依然可引起上述负面结果。社会隔离经历与智商变化和抑郁症的症状具有相关性。有社会隔离经历的人和实验动物可出现认知功能障碍和异常的行为。抽样调查研究中证实，经历社会隔离的个体更加消极，缺少互动，满意度下降，进而进入恶性循环。典型的社会隔离过程能导致被隔离者罹患精神疾病或出现认知功能障碍，这些症状是由于被隔离的个体与家人或朋友之间的社会关系被破坏造成的。而不同的慢性病患者的社会隔离经历又有着各自的特点。对于关节炎患者，社会隔离的过程可能很漫长甚至难以察觉。对于艾滋病患者，社会隔离经历开始于其意识到自身和别人有所不同，而且和主流的正常生活格格不入，随着疾病的发展其社会隔离的程度进一步加重，因为患病而破坏了原有正常的社会关系，不能通过参与社会活动来维持稳定的家庭和朋友关系。在这些经历中，社会隔离能影响被隔离者的认知功能。此外，在癌症或心血管病患者中，社会支持对维持他们的生存非常重要。对于那些缺少社会支持的人，社会隔离经历能够加速死亡的进程。

从社会学角度来看，社会控制理论可以部分解释社会隔离的影响。社会控制理论认为社会网络的成员能够帮助被隔离者减少不健康的行为，增加其健康的行为。

随着社会经济的发展、社会生活方式的改变和日益增大的竞争压力，精神疾病的患病率一直呈上升的趋势。在中国的疾病总负担中，精神疾病排在前面，发病率已由 20 世纪 50 年代的 2.7% 上升至 90 年代的 13.47%，患者总数达 1600

万。社会应激刺激是造成焦虑和抑郁等众多精神疾病的主要因素之一。社会隔离现象已严重危害了人类的身心健康，越来越引起社会学和医学工作者的重视。目前针对社会隔离引起的相关精神疾病尚无有效的治疗手段，因此探索由社会隔离引起的精神疾病的治疗策略和方法具有重大的社会意义和巨大的经济效益。

社会隔离经历的案例思考

77 岁的 Dorothy 是一个充满魅力的女性，她待人亲切、热情，社交生活繁忙，很受大家欢迎。Dorothy 在社区和当地老年活动中心特别活跃，如开车载朋友们去约会，担任竞走俱乐部的会长。除此之外，她还爱好编织。一次意外中，Dorothy 从楼上摔了下来，摔伤了腿，在医院治疗了一段时间。

几个月后，Dorothy 回到家里，她在儿子和医护人员的帮助下拄着拐杖走进家中。1 周后朋友去她家拜访时，发现她的床被移到了楼下的客厅。因为摔伤，她现在非常害怕上楼，也辞去了竞走俱乐部会长的职务。她失望地说医生拿走了她的驾驶执照，不知道那些需要她提供驾驶服务去约会的朋友们该怎么办。她觉得自己现在有一点虚弱，不能再这么忙下去，日程表上除了医生的预约以外都是空白。她对编织仍然很有兴趣，但是自从护士每两天来为她的伤口换一次药后，织毛衣变得越来越难，并且自摔伤之后她出现了神经衰弱。她说去老年活动中心不太合适了，因为目前行动不便，也不知道那儿的近况。几周过去，朋友通过窗户看见 Dorothy 穿着睡衣坐在床上哭泣。她说自己和每个人都失去了联系，因为她离不开自己的房间，这使她特别伤心，她不知道自己的生活到底有什么意义。

问题讨论：

1. 你怎么定义 Dorothy 目前的状态？哪些因素导致了她现在的状况？如果她的现状更加糟糕，那么使她状况进一步恶化的危险因素是什么？

2. 请帮助 Dorothy 设计康复计划。

3. 什么评价指标可用于评估 Dorothy 的现状？请设计一项干预措施帮助 Dorothy 解决目前的困难。

4. 请设计一个研究方案来探讨社会隔离老年人的案例，请提出拟研究的问题、自变量、因变量和研究过程。

(殷盛明 王冬梅 肖昭扬)

参 考 文 献

曾新颖，齐金蕾，殷鹏，等，2018.1990～2016年中国及省级行政区疾病负担报告，中国循环杂志，33（12）：1147-1157

Adam EK，Hawkley LC，Kudielka BM，et al，2006.Day-to-day dynamics of experience-cortisol associations in a population-based sample of older adults. Proceedings of the National Academy of Sciences of the United States of America，103（45）：17058-17063.

Aron A，Fisher H，Mashek DJ，et al，2005. Reward，motivation，and emotion systems associated with early-stage intense romantic love. Journal of Neurophysiology，94（1）：327-337.

Bartels M，Cacioppo JT，Hudziak JJ，et al，2008. Genetic and environmental contributions to stability in loneliness throughout childhood. American Journal of Medical Genetics. Part B，Neuropsychiatric Genetics：The Official Publication of the International Society of Psychiatric Genetics，147（3）：385-391.

Baumeister RF，Twenge JM，Nuss CK，2002. Effects of social exclusion on cognitive processes：anticipated aloneness reduces intelligent thought. Journal of Personality and Social Psychology，83（4）：817-827.

Boomsma D，2006. Genetic linkage and association analysis for loneliness in Dutch twin and sibling pairs points to a region on chromosome 12q23-24. Behavior Genetics，36（1）：137-146.

Boomsma DI，Cacioppo JT，Muthén B，et al，2007. Longitudinal genetic analysis for loneliness in Dutch twins. Twin Research and Human Genetics：The Official Journal of the International Society for Twin Studies，10（2）：267-273.

Boomsma DI，Willemsen G，Dolan CV，et al，2005. Genetic and environmental contributions to loneliness in adults：the Netherlands twin register study. Behavior Genetics，35（6）：745-752.

Brunelli S，Hofer MA，2007. Selective breeding for infant rat separation-induced ultrasonic vocalizations：developmental precursors of passive and active coping styles. Behavioural Brain Research，182（2）：193-207.

Brunelli SA，Hofer MA，2001. Selective breeding for an infantile phenotype（isolation calling）：a window on development processes. // Mcginty D，Siegel J. Handbook of Behavioral Neurobiology. New York：Plenum Press：433-482.

Cacioppo JT，Hawkley LC，2009. Perceived social isolation and cognition. Trends in Cognitive Sciences，13（10）：447-454.

Cacioppo JT，Hawkley LC，Berntson GG，et al，2002.Do lonely days invade the nights? Potential social modulation of sleep efficiency. Psychological Science：A Journal of the American Psychological Society / APS，13（4）：384-387.

Cacioppo JT，Hawkley LC，Crawford LE，et al，2002.Loneliness and health：potential mechanisms. Psychosomatic Medicine，64（3）：407-417.

Cacioppo JT，Hawkley LC，Ernst JM，et al，2006. Loneliness within a nomological net：an evolutionary perspective. Journal of Research in Personality，40（6）：1054-1085.

Cacioppo JT，Hawkley LC，Thisted RA，2010. Perceived social isolation makes me sad：5-year crosslagged analyses of loneliness and depressive symptomatology in the ChicagoHealth，Aging，and Social Relations Study. Psychology and Aging，25（2）：453-463.

Cacioppo JT，Hughes ME，Waite LJ，et al，2006. Loneliness as a specific risk factor for depressive symptoms: cross-sectional and longitudinal analyses. Psychology and Aging，21（1）：140-151.

Cacioppo JT，Norris CJ，Decety J，et al，2009. In the eye of the beholder: individual differences in perceived social isolation predict regional brain activation to social stimuli. Journal of Cognitive Neuroscience，21（1）：83-92.

Cacioppo JT，Patrick B，2008. Loneliness: Human Nature and the Need for Social Connection. New York: W. W. Norton & Company.

Cacioppoq JT，Hawkley LC，Correll J，2013. Perceived social isolation within personal and evolutionary timescales. // Dewall CN Handbook of Social Exclusion. New York: Oxford University Press.

Cole SW，2008.Social regulation of leukocyte homeostasis: the role of glucocorticoid sensitivity. Brain，Behavior，and Immunity，22（7）：1049-1055.

Cole SW，Hawkley LC，Arevalo JM，et al，2007.Social regulation of gene expression in human leukocytes. Genome biology，8（9）：R189.

Delgado MR，Frank RH，Phelps E，2005. Perceptions of moral character modulate the neural systems of reward during the trust game. Nature Neuroscience，8（11）：1611-1618.

Dronjak S，Gavrilović L，Filipović D，et al，2004. Immobilization and cold stress affect sympatho-adrenomedullary system andpituitary-adrenocortical axis of rats exposed to long-term isolation and crowding. Physiology and Behavior，81（3）：409-415.

Eisenberger NI，Lieberman MD，Williams KD，2003. Does rejection hurt? An FMRI study of social exclusion. Science （New York，N.Y.），302（5643）：290-292.

Fliessbach K，Weber B，Trautner P，et al，2007. Social comparison affects reward-related brain activity in the human ventral striatum. Science，318（5854）：1305-1308.

Gow AJ，Pattie A，Whiteman MC，et al，2007. Social support and successful aging: Investigating the relationship between lifetime cognitive change and life satisfaction. Journal of Individual Differences，28（3）：103-115.

Hawkley LC，Hughes ME，Waite LJ，et al，2008. From social structure factors to perceptions of relationship quality and loneliness: the Chicago Health，Aging，and Social Relations Study. Journal of Gerontology: Social Sciences，63（6）：375-384.

Hawkley LC，Masi CM，Berry JD，et al，2006. Loneliness is a unique predictor of age-related differences in systolic blood pressure. Psychology and Aging，21（1）：152-164.

Hawkley LC，Preacher KJ，Cacioppo JT，2007. Multilevel modeling of social interactions and mood in lonely and social connected individuals: the MacArthur social neuroscience studies. // Ong AD van Dulmen. Series in Positive Psychology.Oxford Handbook of Methods in Positive Psychology. Oxford: Oxford University Press: 559-575.

Hawkley LC，Preacher KJ，Cacioppo JT，2010. Loneliness impairs daytime functioning but not sleep duration. Health psychology: official journal of the Division of Health Psychology，American Psychological Association，29（2）：124-129.

Hawkley LC，Thisted R，Cacioppo JT，2009. Loneliness predicts reduced physical activity: crosssectional & longitudinal analyses. Health Psychology: Official Journal of the Division of Health Psychology，American Psychological Association，28（3）：354-363.

Holt-Lunstad J，Smith TB，Layton JB，2010. Social relationships and mortality risk: a meta-analytic review. PLoS med，7（7）：e1000316.

House JS, Landis KR, Umberson D, 1988. Social relationships and health. Science, 241 (4865): 540-545.

Kanitz E, Tuchscherer M, Puppe B, et al, 2004. Consequences of repeated early isolation in domestic piglets (Susscrofa) on their behavioural, neuroendocrine, and immunological responses. Brain, Behavior, and Immunity, 18 (1): 35-45.

Karelina K, Walton JC, Weil ZM, et al, 2010.Estrous phase alters social behavior in a polygynous but not a monogamous Peromyscus species. Hormones and Behavior, 58 (2): 193-199.

Leyton M, 2007. Conditioned and sensitized responses to stimulant drugs in humans. Progress in Neuropsychopharmacology & Biological Psychiatry, 31 (8): 1601-1613.

Lyons D, Ha C, Levine S, 1995. Social effects and circadian rhythms in squirrel monkey pituitaryadrenal activity. Hormones and Behavior, 29 (2): 177-190.

McGuire S, Clifford J, 2000. Genetic and environmental contributions to loneliness in children.Psychological Science: A Journal of the American Psychological Society / APS, 11 (6): 487-491.

Nation DA, Gonzales JA, Mendez AJ, et al, 2008. The effect of social environment on markers of vascular oxidative stress and inflammation in the Watanabe heritable hyperlipidemic rabbit. Psychosomatic Medicine, 70 (6): 269-275.

Nonogaki K, Nozue K, Oka Y, 2007.Social isolation affects the development of obesity and type 2 diabetes in mice. Endocrinology, 148 (10): 4658-4666.

O'Doherty JP, 2004. Reward representations and reward-related learning in the human brain: insights from neuroimaging. Current Opinion in Neurobiology, 14 (6): 769-776.

Pettee K, Brach JS, Kriska AM, et al, 2006. Influence of marital status on physical activity levels among older adults. Med Sci Sports Exerc, 38 (3): 541-546.

Poletto R, Steibel JP, Siegford JM, et al, 2006. Effects of early weaning and social isolation on the expression of glucocorticoid and mineralocorticoid receptor and 11beta-hydroxysteroid dehydrogenase 1 and 2 mRNAs in the frontal cortex and hippocampus of piglets. Brain Research, 1067 (1): 36-42.

QuervainDJ-F de, Fischbacher U, Treyer V, et al, 2004. The neural basis of altruistic punishment. Science (New York, N.Y.), 305 (5688): 1254-1258.

Rilling J, Gutman D, Zeh T, et al, 2002. A neural basis for social cooperation. Neuron, 35 (2): 395-405.

Ruan H, Wu CF, 2008.Social interaction-mediated lifespan extension of Drosophila Cu/Zn superoxide dismutase mutants. Proceedings of the National Academy of Sciences of the United States of America, 105 (21): 7506-7510.

Ruiz JI, 2007. Emotional climate in organizations: applications in latin american prisons. The Journal of Social Issues, 63 (2): 289-306.

Satariano W, 2002. Living arrangements and participation in leisure-time physical activities in an older population. Aging Health, 14 (4): 427-451.

Schmitz K, French SA, Jeffery RW, 1997. Correlates of changes in leisure time physical activity over 2 years: the healthy worker project. Prev Med, 26 (4): 570-579.

Seeman TE, 2000. Health promoting effects of friends and family on health outcomes in older adults.American Journal of Health Promotion, 14 (6): 362-370.

Seymour B, Daw N, Dayan P, et al, 2007. Differential encoding of losses and gains in the human striatum. The Journal of Neuroscience: The Official Journal of the Society for Neuroscience, 27 (18): 4826-4831.

Social isolation. Diana Luskin Biordi and Nicholas R. Nicholson

Steptoe A, Owen N, Kunz-Ebrecht SR, et al, 2004. Loneliness and neuroendocrine, cardiovascular, and inflammatory stress responses in middle-aged men and women. Psychoneuroendocrinology，29（5）：593-611.

Stranahan AM，Khalil D，Gould E，2006.Social isolation delays the positive effects of running on adult neurogenesis. Nature Neuroscience，9（4）：526-533.

Umberson D，1987. Family status and health behaviors：social control as a dimension of social integration. Journal of Health and Social Behavior，28（3）：306-319.

Umberson D，1992. Gender，marital status and the social control of health behavior. Social Science & Medicine，34（8）：907-917.

Wang Z，Faith M，Patterson F，et al，2007. Neural substrates of abstinence-induced cigarette cravings in chronic smokers.The Journal of Neuroscience：The Official Journal of the Society for Neuroscience，27（51）：14035-14040.

Weiss R，1974. Loneliness：The Experience of Emotional and Social Isolation. Cambridge Mass：MIT Press；At<http: //www. worldcat. org/title/loneliness-the-experience-of-emotional-and-social-isolation/oclc/659037&referer=brief_results>.

Wilson RS，Krueger KR，Arnold SE，et al，2007. Loneliness and risk of Alzheimer disease. Archives of General Psychiatry，64（2）：234-240.

Yamada M，Decety J，2009. Unconscious affective processing and empathy：an investigation of subliminal priming on the detection of painful facial expressions. Pain，143（1-2）：71-75.

第2章 社会隔离动物模型的研究

社会隔离动物模型是一种应激刺激动物模型。该模型通过对实验动物在特定的生长时期进行单笼饲养,模拟社会隔离状态。实验动物经历不同程度社会隔离后,其神经系统、内分泌系统和免疫系统出现形态的病理改变和功能损伤,进而表现出异常行为。社会隔离动物模型可近似模拟人类相关精神疾病的病理改变,其研究成果对阐明人类相关精神疾病的发病机制、研制新型治疗药物及预防都有一定的意义。

2.1 社会隔离动物模型制备

采用天生喜欢群居的动物来制备社会隔离动物模型会有明显的效果,啮齿动物与人类有相似的神经生理学和药理学特点,且容易得到,多被采用。也有用哺乳动物中其他种类动物(如猴和牛等)来研究的。将实验动物断奶后,单笼隔离饲养单只动物于安静环境中。根据隔离饲养的起点及时程差异可以引起不同程度的行为异常改变。婴幼儿期是大脑发育最迅速的阶段,到了青春期,神经系统的发育基本完成。因此研究与神经发育异常有关的精神疾病多在实验动物的断奶期,啮齿动物多在出生后 21 天就开始进行单独隔离饲养。隔离时程多集中在 4~6 周,也有短期隔离(隔离时程为 2 周),可用于早发性抑郁(如儿童期和青少年期抑郁)的相关研究。长期隔离(隔离时程为 8 周)可用来观察长时程的慢性应激刺激对机体的影响。也有研究将隔离起点设置在青春期的某个时间点,以观察青春期隔离应激刺激对动物的行为和神经生理产生的影响。由于到了成年期,实验动物的大脑发育已成熟,其对于外界的应激刺激已有较完善的防御机制,在成年期以后进行隔离的研究很少,但老年期的脑功能已出现退化,抵抗外界的应激刺激能力降低,因此在老年期对实验动物进行适当的隔离，对研究应激创伤对老年人的影响会有所启示。

2.2　社会隔离引起实验动物的异常行为

具有群居特性的啮齿动物经社会隔离后，其行为与精神疾病患者的症状相似，已经被广泛用于人类精神疾病的研究，如自闭症、精神分裂症和抑郁症等。研究显示社会隔离可引起实验动物出现行为的异常改变，包括攻击性行为增加，在新环境中行为增多，基础活动增加，还有前脉冲抑制损害，恐惧反应增强等抑郁样和焦虑样行为。社会隔离还可以损害学习和记忆能力及空间和非空间认知功能。由于研究所用动物具有种属的特异性和差异性，其行为学上也具有相应的特征性改变。BALB/c 小鼠是常见的近交品系，其社会活动水平较低，焦虑程度较高，可能与其神经系统的结构和功能有关。BALB/c 小鼠的脑与体重比高、胼胝体不发达、大脑较小、血清素水平低，这些病理特征可能与其社会活动水平低有关，BALB/c 小鼠是用于研究社会隔离应激模型的理想种系。

2.2.1　社会隔离对实验动物空间和非空间认知
功能的影响

已有研究显示，社会隔离可引起实验动物的认知障碍，行为学实验结果已充分验证了这一观点。新物体识别实验用于评价实验动物的非空间记忆与辨别能力。新物体定位实验用来评价实验动物的空间记忆与辨别能力。在新物体识别实验中，雄性大鼠经历不同时程的社会隔离后，对新物体的辨别时间减少，情景记忆出现损伤。大鼠隔离 4 周后，与对照组相比，在新物体识别实验中，探索熟悉物体和新物体的频率明显增加。这可能是由于社会隔离引起实验动物对新鲜事物的高反应性和对厌恶事物的反应增加，而探索两物体的总时间没有明显差异，但是与认知功能相关的辨别指数明显降低，伴有海马微管系统的改变，提示社会隔离引起了认知功能损害。3 周龄的雄性小鼠隔离 4 周后，对新物体探索的偏好程度明显降低。出生 20～24 天的雄性 Lister 大鼠隔离 2 周后，在新物体识别实验中，探索两物体的频率没有明显差异，实验 2h 后，群居动物探索新物体的频率明显增多，而隔离动物则对新物体的探索频率没有表现出任何偏爱的倾向，纹状体 D2 受体的亲和力上调。雌性 Lister 大鼠在 1min、1h、3.5h 和 4h 内探索新物体的频率比探索熟悉物体的频率更多，而在 5h 和 6h 之后则没有差异；而大鼠隔离 6 周后，在放入探索场地后 1min 和 1h 探索新物体的频率比熟悉物体的频率更多，而在 3.5h 之后则没有差异。在新物体识别和定位实验中，隔离 2 周、隔离 4 周和隔离 8 周昆明小鼠的辨别指数明显低于对照组，空间和非空间认知功能降低，而隔离 2 周后恢复的群居生活能够改善小鼠的空间与非空间认知能力。隔离 2 周和 4 周组的 BALB/c 小鼠与同龄未隔离对照组相比，其辨别指数明显降低，隔离 8 周组 BALB/c 小鼠辨别指数未发生明显变化。这些结果提示短期、中期社会隔离会引起 BALB/c 小鼠的空间记忆和非空间记忆能力的降低。而经历过长时间的社会隔离后，隔离组 BALB/c 小鼠的空间和非空间记忆能力与正常对照组相比并无明显差别，5-羟色胺（5-hydroxytryptamine,5-HT）2C 受体拮抗剂干预组的隔离小鼠和反向激动剂干预组的隔离小鼠辨别指数显著高于空白隔离组小鼠。LE 雄性大鼠经历社会隔离之后，其空间定位的认知能力明显降低。慢性社会隔离 Dawley 小鼠的空间认知能力明显降低。尽管经历社会隔离慢性应激的动物经干预后有恢复的能力，但随着年龄的增长，这种恢复能力逐渐下降。应激刺激可引起大脑皮质和海马的功能紊乱，包括前额皮质的儿茶酚胺增加，神经元放电减少，进而使认知功能出现损害。

2.2.2 社会隔离引起实验动物学习记忆障碍

在水迷宫实验中，隔离饲养小鼠的学习记忆能力降低；在 T 迷宫实验中，雄性 Wistar 大鼠于断乳 1 周后开始隔离至成年，其学习记忆能力出现降低。在水迷宫实验中，社会隔离对获得和保持的空间学习能力的影响并不一致。有研究显示，断乳前充分的环境刺激可促进大鼠的空间记忆，且伴有 14 个与突触可塑性相关的促进神经生长的分子基因发生上调。这些研究只能部分证实啮齿动物的相关测试可用于人类认知功能损害的检测。社会隔离应激刺激与学习记忆（包括空间记忆和条件化恐惧）有密切联系。实验动物断乳后的社会隔离可引起学习和记忆障碍，尽管与记忆相关的海马神经元的电生理特性在断乳前就已经发育成熟，但是实验动物的空间记忆能力在断乳到成年期间一直具有可塑性。成年小鼠经历社会隔离应激刺激后，其空间记忆能力出现降低。给予 CD1 成年小鼠电刺激，可以逆转因应激刺激引起的记忆损伤，这种神经保护作用机制与脑源性神经生长因子（BDNF）和神经生长因子（NGF）有关。慢性不可预测的隔离应激刺激可引起空间记忆障碍，可以通过恢复群居得到改善和逆转，同时伴有表达增多的小胶质细胞和星形胶质细胞。Wistar 大鼠断乳后隔离 4 周，T 迷宫实验检测发现实验动物出现工作记忆能力降低。雄性 SD 大鼠断乳后隔离 6 周，旋转 T 迷宫实验检测发现实验动物出现学习异常。但也有结果显示，经过长期隔离的实验动物，其工作记忆没有明显变化，这与隔离的起点和持续的时程有关。社会隔离慢性应激刺激主要损害工作记忆的执行能力和认知功能。

2.2.3 社会隔离引起实验动物潜在抑制降低

潜在抑制是暴露在连续刺激导致的反应性学习之后引起的抑制性效应，是一种抑制不相关刺激而专注于特异性输入信息的能力。潜在抑制代表了联合性学习和非联合性学习之间的联系，是学习某一特异性刺激，调节注意力的过程，这一过程在精神分裂症患者中已经丧失。一些研究表明，精神分裂症患者的潜在抑制降低。潜在抑制缺失在近期已作为精神分裂症的诊断要点之一，慢性精神分裂症患者出现更典型的潜在抑制缺失。这为下列假说提供了依据，即具有潜在抑制缺失的啮齿动物模型可以代表相关的急性精神分裂症患者中的阳性症状。因此，具有潜在抑制缺失的特征可以作为构建和模拟精神分裂症的注意损害相关动物模型的一个标准。也有推测认为，精神分裂症的潜在抑制损害可能是抗精神病治疗干预的结果。出生 38~51 天的雄性 Wistar 大鼠隔离 2 周，然后分别在出生后 52 天及恢复 2 周群居后（出生后 66 天），即青春期和成年早期测定潜在抑制。青春期社会隔离能诱发大鼠的潜在抑制缺失，且此行为异常直至成年期后才表现出来，伏隔核多巴胺（DA）可能参与这一过程的相关神经机制。

2.2.4　社会隔离引起实验动物的抑郁样行为变化

1. 前脉冲抑制

在整合认知和感觉信息的过程中，前脉冲抑制（PPI）是衡量感觉运动门控功能的指标。精神分裂症和抑郁症等精神疾病经常出现 PPI 损害。PPI 用于评估刺激引起超负荷诱导的认知障碍程度，PPI 损害反映了感觉抑制系统异常引起的认知功能损害，PPI 的神经生物学机制在啮齿动物和人类之间有着很强的相似性，且能被大多数抗精神病药物所缓解，可作为筛选新的抗精神病药物的观察指标。有研究表明，在听觉惊恐实验中，社会隔离可引起不同种属的大鼠 PPI 降低。Lister 大鼠 PPI 损害一旦建立，便持久存在，即使恢复群居生活 8 周后，PPI 仍不能恢复。PPI 损害与隔离时间起点的早晚有关。出生 24～26 天的雄性 SD 大鼠进行早期隔离，每天限制饮水 30min（作为早期额外的负面应激刺激），会出现持续的 PPI 损害。成年 SD 大鼠被隔离 8 周后，没有出现明显的 PPI 损害。还有研究显示在评价 PPI 前 1 周就可以通过检测运动能力而发现 PPI 是否有损害，而在隔离期间进行一定程度的抚摸和安抚能阻止 PPI 损害的进程。早期实验证实多巴胺（DA）的 D2 受体拮抗剂雷氯必利可减轻由社会隔离引起的 PPI 损害，提示 DA 能神经元的兴奋性增高可能参与 PPI 损害的机制。已证实隔离 8 周的雌性大鼠在双侧伏隔核注射 6-羟多巴胺（6-OHDA）使 DA 水平降低到 83%，可以减少 PPI 损害，这提示隔离引起 DA 在伏隔核功能亢进，进而引起 γ-氨基丁酸（GABA）能神经元过表达，输出信息到腹侧苍白球和大脑脚-脑桥通路而引起 PPI 损害。近期研究显示预处理 α_7 烟碱受体激动剂可减轻隔离导致的 PPI 损害。但是隔离后 α_7 烟碱受体的 RNA 和蛋白质在海马和额叶皮质没有明显改变，提示这一受体没有参与隔离引起的损伤机制。给予植物大麻中的活性成分 D9 tetrahydrocannabinol（THC），加重了隔离导致的 PPI 损害，但对未隔离群居动物的 PPI 没有明显的影响，且 SR141716（CB1 受体拮抗剂）可以阻断 THC 效应，但是单独给予 SR141716 对 PPI 没有影响，这些研究为青春期接触大麻与精神分裂症的联系提供了线索，提示接触大麻可以提高患精神疾病的风险。隔离大鼠导致的 PPI 损害给予非典型抗精神疾病药物（如喹硫平、奥氮平、氯氮平和利培酮等）会有所缓解，这为治疗方案提供了一定的线索。但是近期研究发现，非典型抗精神疾病药物伊潘立酮不能减轻隔离 SD 大鼠的 PPI 损害，所以也要注意这些实验结果。即使急性期给予抗精神疾病药物可以充分缓解隔离导致的 PPI 损害，但是临床效果需要经过几周才能证实药效，所以有关应用动物实验中的有效药物来治疗人类的精神分裂症的长期效果还不清楚。例如，选择性 5-羟色胺 2A 受体拮抗剂 M100907 可以部分逆转隔离 8 周导致的 SD 大鼠的 PPI 损害，但是临床上用这一药物未能在精神分裂症患者身上发现类似的治疗效果。

2. 糖水偏爱实验

糖水偏爱实验与奖赏行为有关。与对照组相比，田鼠隔离 50 天后，对蔗糖溶液消耗的量，明显减少，并且对蔗糖的偏爱程度降低。田鼠隔离 4 周后，糖水偏爱实验出现性别差异，仅有雌性田鼠对蔗糖的偏爱程度降低，而对水的摄取没有明显差异，给予催产素可以缓解这一现象。C57BL/6J 雄性小鼠单笼饲养后，分别分组进行慢性温和的应激刺激与侵犯性的应激刺激，结果显示，在糖水偏爱实验中，经过侵犯性刺激的隔离小鼠对蔗糖摄取的绝对量最少，慢性温和应激刺激的隔离小鼠对蔗糖摄取的绝对量与对照组相比也减少，提示慢性温和的应激刺激与侵犯性的应激刺激都不同程度降低隔离动物对蔗糖摄取的绝对量，同时不同程度降低其对蔗糖的偏爱程度。

3. 强迫游泳实验

把实验动物放在一个有水的小盒子中进行强迫游泳实验可检测啮齿动物隔离后的行为绝望程度，通过测试实验动物不运动的时间进行评估。与对照组相比，雌性田鼠隔离 4 周后，强迫游泳实验中不运动的时间明显增加，给予催产素能够改善这种情况。雄性田鼠隔离 4 周后，在第 1 天的 15min 游泳实验中，与对照组没有明显差异；在第 2 天的 5min 游泳实验中，隔离动物不运动的时间明显增长，出现了绝望行为。SD 大鼠隔离 8 周，在连续 5 天反复强迫游泳实验中对这种应激刺激更易表现出绝望行为。成年 C57BL/6J 雄性小鼠单笼饲养后，分别分组进行慢性温和的应激刺激与侵犯性的应激刺激，在强迫游泳实验中，与对照组相比，经过侵犯性应激刺激的隔离鼠的不运动时间最长，经过慢性温和的应激刺激隔离鼠的不运动时间也延长，提示慢性温和与侵犯性的应激刺激不同程度都能够增加小鼠的绝望行为。

2.2.5　社会隔离引起实验动物的焦虑样行为变化

1. 旷场实验

旷场实验又称敞箱实验，是评价实验动物的自主活动性、探索新事物能力及焦虑程度的一种方法。早有研究发现，隔离大鼠在新环境中表现为高度紧张和恐惧的自主活动增多，这一反应可能与种系、隔离时间的长短及测试时间长短有关。有研究显示，隔离小鼠在 1min 内测试，没有明显的自主活动增多，而在 15～30min 测试则出现差异。雄性 Lister 大鼠于出生后 25～28 天起，分别进行隔离 4 周和 8 周后，只有隔离 4 周的大鼠出现了明显的自主活动增多，隔离 2 周的大鼠纹状体的内源性 DA 活性增强，在隔离大鼠海马内可通过减少活性氧和代偿性增强糖酵解而抑制线粒体的氧化代谢过程，Ras 通路参与了无氧酵解的氧化磷酸化过程，这些机制可能参与了行为异常改变的相关机制。与成年大鼠相比，处于青春期的大鼠活动频率要更高。Wistar 成年大鼠单独隔离 30 天后，与对照组相比，自发活动增多，但焦虑程度没有明显差异。成年 C57BL/6J 雄性小鼠单笼饲养后，分别分组进行慢性温和的应激刺激和侵犯性的应激刺激，与对照组相比，经过侵犯性应激刺激的隔离小鼠自发运动最少，慢性温和应激刺激的隔离小鼠自发运动也减少，提示不同程度的应激刺激能够引起小鼠活动相应减少，应激刺激的隔离小鼠在旷场中心的时间和次数明显减少，提示应激刺激能够加重实验动物的焦虑程度，而且应激刺激的隔离小鼠在白天和黑夜的活动没有明显的差异，提示应激刺激破坏了生理周期的节律性。

2. 高架十字迷宫

高架十字迷宫被广泛用于检测啮齿动物的焦虑程度。3 周龄的 SD 大鼠经隔离 7～12 周后，在开放臂的时间明显减少。雌性田鼠被隔离 4 周后，在开放臂中的运动时间明显减少，而在封闭臂中的运动时间明显增多。7～8 周龄的 SD 大鼠隔离 10 周后，在高架十字迷宫实验中焦虑样行为增多，其机制可能与隔离后引起 K^+ 通道的传导性增加以对抗减少环磷酸腺苷反应元件相关蛋白在伏隔核的活性有关。氯氮平和中药方剂解虑安神汤能够增加隔离小鼠停留在开放臂的时间，减少停留在封闭臂的时间，以缓解其焦虑状态。解虑安神汤中的乙酸乙酯的成分可能通过增加脑内正性变构剂 $3\alpha,5\alpha$-四氢孕酮（ALLO）的水平从而增强 GABA 受体的功能发挥抗焦虑作用。

2.2.6　社会隔离引起实验动物的攻击性行为变化

入侵者实验被用来检测实验动物的攻击性行为。将实验动物进行社会隔离后，对其进行入侵者实验，能够引起实验动物在一段时间内出现不同程度的攻击性行为，根据得分的高低，可以分为高攻击性组和低攻击性组，可作为双相情感障碍动物模型。①在经历 2 周、4 周和 8 周的社会隔离后，3 周龄的 BALB/c 小鼠的攻击性显著增强。②3 周龄的 SD 大鼠被隔离 8 周后，出现较强的攻击性行为。③11 周龄的雄性 Wistar 大鼠断奶后被隔离 7 周，其社会性和攻击性行为发生异常改变。④4 周龄的雄性 ddY 小鼠自出生后 21 天起被隔离 3 周，其攻击性增强。⑤还有研究证实，20 周龄的 Gria3-/Y 基因打靶雄性 C57BL/6J 小鼠被隔离 1 周后攻击性增强。雄性昆明鼠被隔离 6～12 周后，与对照组相比，其尾巴抖动、撕咬和攻击潜伏期等出现异常，攻击性行为明显增加，对其给予丙米嗪、氟西汀、丁螺环酮和米安色林等药物干预，结果显示上述药物均呈剂量依赖性地减轻隔离小鼠增强的攻击行为。21 周龄的田鼠经 60 天隔离后，在 5min 的入侵者实验中，没有明显增多的攻击性行为，但是在实验后 1min 内，表现出明显的激惹性行为，5min 后发现其伴有血浆的催产素、精氨酸、加压素和皮质酮水平的增高，其下丘脑室旁核神经元内催产素的免疫反应活性增强。21 周龄的田鼠被隔离 4 周后，其血浆的催产素增高，伴有室旁核神经元内的 c-fos 和催产素的免疫反应活性增强。SD 大鼠被隔离 8 周后，隔离大鼠出现明显的攻击性行为，下丘脑中 N-甲基-D-天冬氨酸（NMDA）受体相关基因的表达均明显升高。雄性小鼠出生 21 天断奶后开始被隔离，4 周后，与对照组相比，撕咬和尾巴抖动均明显增多。还有报道，隔离能使实验动物的防御反应出现异常。近期研究发现不同程度的社会隔离应激刺激可导致实验小鼠的攻击性增强。隔离 2 周、4 周和 8 周组 BALB/c 小鼠的攻击次数、撕咬要害和非要害部位的时间均多于相应对照组，攻击潜伏期少于相应对照组。这些结果提示隔离 2 周、4 周和 8 周组 BALB/c 小鼠的攻击性均强于对照组。在入侵者实验中，空白隔离 2 周组、5-HT2C 受体拮抗剂隔离组和反向激动剂隔离组 BALB/c 小鼠的攻击次数、撕咬要害和非要害部位的时间均多于相应对照组，攻击潜伏期少于相应对照组；但是 5-HT2C 受体拮抗剂隔离组和反向激动剂隔离组与空白隔离组相比，撕咬要害部位的时间明显减少。这些结果提示 5-HT2C 受体拮抗剂和反向激动剂对实验动物的攻击程度有一定的缓解，但是不能完全逆转由社会隔离引起的异常攻击性。还有研究提示 5-HT1A 和 5-HT2A/2C 受体参与调节隔离小鼠的攻击行为。大鼠下丘脑中间区和下丘脑腹内侧核激活可使其产生攻击行为，这些脑区被统称为"攻击中枢"，"攻击中枢"的传入纤维和传出纤维到达的脑区包括杏仁核、前额叶皮质、下丘脑、丘脑内背侧核、腹侧被盖区和导水管周围灰质区。在这些相关神经通路中，一个或多个部位的结构和功能出现异常都能增加冲动性攻击行为的易感性。社会隔离应激刺激可能通过引起这些神经通路的兴奋性出现异常，从而导致异常的攻击行为。

综上所述，不同种类的实验动物，在不同年龄段进行不同程度的社会隔离后，均能引起不同程度的多种行为的异常表现。阐明引起这些异常行为的相关机制将为阐明人类的相关精神疾病的发病机制、研制新型治疗药物及预防奠定一定的理论依据。

2.3　社会隔离引起实验动物脑内的神经生物学改变

2.3.1　神经内分泌机制

当大脑察觉到威胁，应激反应即被触发，表现为神经系统、内分泌系统和免疫系统的生理反应被协同激活。已经公认的是应激反应的关键系统是下丘脑-垂体-肾上腺轴（hypothalamic-pituitary-adrenal axis，HPA 轴）。下丘脑室旁核神经元释放促肾上腺皮质激素释放激素（corticotropin releasing hormone，CRH），进而激活垂体，使其分泌肾上腺皮质激素（adrenocorticotropic hormone，ACTH），使肾上腺皮质产生糖皮质激素。另外，肾上腺髓质释放儿茶酚胺（肾上腺素和去甲肾上腺素）。HPA 轴对应激刺激的具体作用是通过糖皮质激素与糖皮质激素受体（glucocorticoid receptor，GR）和盐皮质激素受体（mineralocorticoid receptor，MR）结合后的下游通路进一步完成。通过调节 ACTH 和 CRH 来调节皮质醇的释放，皮质醇会加强新陈代谢活动，提高糖类和其他营养物质在血液中的浓度来为机体提供足够的能量以对抗应激刺激造成的损伤。近年来，蓝斑-去甲肾上腺素系统也被认为参与脑内对抗应激刺激的作用。已有研究证实，实验动物经历社会隔离应激刺激后，其交感神经的兴奋性增强，HPA 轴激活，免疫降低。长期持续的应激刺激能够使糖皮质激素受体的基因表达调节因子出现异常，导致糖皮质激素无法发挥作用而表现为糖皮质激素抵抗。Toth 等发现哺乳期的 Wistar 大鼠在经历社会隔离应激刺激后，HPA 轴活性增强，糖皮质激素分泌升高。另有研究发现，在胎儿期和母亲分离的早期生活应激刺激能够使 HPA 轴活跃。相比之下，青春期的应激刺激会导致成年期的 HPA 轴活性降低。社会隔离可增加大鼠在急性固定或冷的应激刺激时，引起的交感神经肾上腺髓质的反应激活。

2.3.2　免疫机制

社会隔离应激刺激通过几种方式影响免疫系统。在社会隔离应激刺激下，神经系统激发免疫及内分泌系统增加自然杀伤细胞的数量和分泌大量细胞因子。Selye 提出机体应对应激刺激可出现适应综合征，其机制是脑内的细胞因子可使下丘脑神经元被激活，进而引起发热、睡意和食欲缺乏等症状。长期隔离的应激刺激会对机体产生慢性损伤。皮质醇长时间的增加会导致新陈代谢的能量增加，从而引起用于蛋白质合成的能量减少，这其中包括免疫系统的蛋白质。有研究证实慢性应激刺激状态下，促炎性细胞因子 IL-6 过度释放，高水平的 IL-6 可以导致心血管病、抑郁症和糖尿病等多种疾病。基础与临床实验证明，隔离应激刺激的持续时间是应激刺激导致免疫系统改变的重要因素。Glaser 等发现，成年女性在高应激状态下，其细胞因子 IL-1α 和 IL-8 减少。慢性社会隔离应激刺激可使男性和女性血清中的 IL-6 增加。社会隔离可抑制实验大鼠体内淋巴细胞的分裂增殖。

2.3.3　神经递质相关机制

在社会隔离应激状态下，神经–内分泌系统促进或抑制单胺类神经递质的释放。在精神疾病的发病机制的研究中，5-羟色胺是最受关注的单胺类神经递质。神经生物学和药理学研究发现，神经递质、神经肽系统与社会应激刺激的影响具有高度相关性。单胺能系统（特别是 5-羟色胺能系统和多巴胺能系统）在社会行为中起着重要的调节作用。Márquez 等发现大鼠在青春期经历社会隔离应激刺激，单胺氧化酶 A 的基因表达水平和 5-HT 的分泌水平均增高。研究显示，母子分离引起实验动物出现社会回避和社会识别记忆的改变，并且在中缝背核的 5-HT1A 受体表达和 5-HT 水平均增高。经历 6 周的社会隔离刺激，5-HT2C 受体的免疫反应活性出现异常改变。近期研究发现，CD1 小鼠隔离 4 周后在杏仁核区域 5-HT3 受体蛋白表达降低；SD 大鼠进行隔离刺激后，5-HT 再摄取抑制剂不能缓解其由隔离引起的海马区 CA3 树突的减少，其 5-HT 表达水平也有所降低。此外，社会隔离应激刺激使 5-HT 释放增加，CA3 区的 5-HT7 受体被激活。笔者课题组近期研究也发现，经历不同程度的社会隔离后，KM 和 C57BL/c 小鼠脑内的 5-HT2C 受体表达异常，并且可以被青春期恢复群居所缓解。

2.3.4 RNA 编辑机制

RNA 编辑是指在 mRNA 水平上改变遗传信息的过程，是一种转录后调节机制，通过共价修饰的方式编码产生不同于基因组序列的编码信息，并发生可能的功能性改变。5-HT2C 受体是目前已知的七次跨膜结构域受体家族中唯一能够发生 RNA 编辑的受体，特殊的 RNA 编辑功能使其能够产生 32 种 mRNA 异构体，编码 24 种蛋白质异构体。5-HT2C 受体广泛分布于整个中枢神经系统中，在脉络丛、杏仁核、海马、皮质、腹侧被盖区和下丘脑等区域均有表达。研究表明，5-HT2C 受体的 RNA 编辑过程由腺苷酸依赖性的作用于 RNA 的脱氨酶（ADARs）催化，发生在五个位点（A、B、C、D 和 E）。腺苷到肌苷（A-to-I）的转录后修饰 RNA 编辑作用发生在第 5 外显子编码区，肌苷的化学结构和鸟苷极其相似，翻译时肌苷被识别成鸟苷。RNA 编辑位点的存在影响了翻译蛋白质的氨基酸序列。5 个编辑位点位于外显子 13 个碱基对内，对应 5 个氨基酸的位置（在 156～160 位点，位于 5-HT2C 受体的第二个胞内环），这对其 G 蛋白偶联功能起着决定性的作用。5-HT2C 受体转录后的 RNA 编辑作用可通过影响 G 蛋白偶联等功能调节正常生理机制和异常病理机制进而影响行为的改变，并参与认知障碍和精神疾病的发病机制。近年来，分子生物学和遗传学等领域为 5-HT2C 受体的 RNA 编辑作用研究提供了新思路。已有尸检研究结果提示抑郁症患者脑内的 5-HT2C 受体 D 位点 RNA 编辑作用明显增强，自杀者脑内 5-HT2C 受体 A 位点 RNA 编辑作用明显增强，并得到了部分学者研究的证实。实验动物经历被迫游泳、无助性学习、水迷宫实验和母婴隔离等应激刺激后，其脑内 5-HT2C 受体的 RNA 编辑作用出现异常。另外，5-HT 转运体敲除小鼠脑内 5-HT2C 受体的 RNA 编辑作用也出现异常。这些研究均提示

5-HT2C 受体的 RNA 编辑作用参与应激刺激引起的精神疾病的发病机制。有文献报道，3 周龄的 C57BL/6 小鼠经历 6 周社会隔离后，其下丘脑和中脑的 5-HT2C 受体基因表达水平降低。与对照组小鼠相比，5-HT2C 受体基因敲除小鼠的学习能力明显增强。笔者课题组近期研究发现不同程度社会隔离引起实验小鼠海马和杏仁核的 5-HT2C 受体以及 ADAR1 表达出现异常改变；2 周的社会隔离会引起实验小鼠杏仁核处的 5-HT2C 受体 RNA 编辑出现异常改变；5-HT2C 受体拮抗剂和反向激动剂可缓解由社会隔离应激刺激引起异常的空间和非空间认知、异常的攻击性及杏仁核处的 5-HT2C 受体的 RNA 编辑异常，同时也部分缓解 5-HT2C 受体和 ADAR1 表达的异常改变。

临床上常用具有 5-HT2C 受体拮抗效应的药物治疗相关精神疾病，如选择性 5-HT 再摄取抑制剂（selective serotonin reuptake inhibitors，SSRIs）类药物氟西汀、奈法唑酮和中药姜黄素等。大鼠经氟西汀和瑞波西汀治疗 3 周后，其脑内 5-HT2C 受体的 mRNA 表达水平明显降低，停药后依旧维持低表达水平。Codding 等于 1985 年提出了反向激动剂理论，认为受体本身也是有活性的，而反向激动剂则起反向调节受体的作用，最早有关反向激动剂机制的研究表明苯二氮䓬类受体在激动剂作用下能够减少焦虑，在拮抗剂作用下没有生物学效用，在反向激动剂作用下则诱发惊厥。5-HT 受体反向激动剂，如西酞普兰等可通过抑制 5-HT 再摄取而增加其浓度，从而达到治疗相关疾病的目的。SB 224289 是一种 5-HT1B 受体反向激动剂。研究表明，SB 224289 能提高学习记忆能力，有效地缓解由 5-HT1B 受体激动剂、谷氨酸能和乙酰胆碱能拮抗剂引起的学习记忆功能障碍。5-HT1B 受体反向激动剂可用于治疗学习和记忆功能的异常。

5-HT2C 受体主要通过激活磷脂酶 C（PLC），向下游传递信号。相比未编辑的 5-HT2C 受体异构体，完全编辑的异构体对 PLC 的固有活性有所降低。这可能和其与 G 蛋白偶联作用弱或处于激活状态 5-HT2C 受体亚型减少有关。Wood 等研究发现，在 cos-7 细胞中，已编辑与未编辑的 5-HT2C 受体与 5-HT 的亲和力没有明显差异，但是已编辑的 5-HT2C 受体与其激动剂亲和力降低。5-HT2C 受体拮抗剂和反向激动剂可引起基底节 c-fos 表达的改变，进而影响相应功能。研究发现 5-HT2C 受体激活可抑制大鼠伏隔核和纹状体多巴胺的释放，参与多巴胺能神经元活性的基础水平的调节。反向激动剂 SB 206553 与拮抗剂 SB 242084 相比，能够明显增加 DA 的释放。在大鼠前额叶皮质内侧注射 5-HT2C 受体拮抗剂和反向激动剂的研究结果提示，在伏隔核区 5-HT2C 受体参与 DA 的释放，进而参与抑郁症的发病机制。选择性 5-HT 再摄取抑制剂类药物能够激活 5-HT1A 受体，还能够降低 5-HT2C 受体的功能。5-HT2C 受体反向激动剂是治疗精神疾病的有效药物，有助于改善抑郁症的焦虑症状，5-HT2C 受体反向激动剂在治疗抑郁症领域有着潜在的应用价值。现有研究大多集中于受体后的信号通路研究。笔者课题组近期的研究着眼于转录后水平，从表观遗传学角度观察 5-HT2C 受体的 RNA 编辑变化，研究发现 5-HT2C 受体拮抗剂 SB 243213 和反向激动剂 SB 206553 能够提高社会隔离 BALB/c 小鼠的空间和非空间认知能力，缓解其异常的攻击性，部分逆转由社会隔离引起的海马和杏仁核区的 5-HT2C 受体以及 ADAR1 表达的异常改变，并且改善社会隔离小鼠杏仁核区 5-HT2C 受体 RNA 编辑作用的异常。这些结果提示 5-HT2C 受体参与社会隔离导致的认知障碍和攻击性增强等异常行为的发生机制，可能是通过 5-HT2C 受体的 RNA 编辑作用实现的。

2.3.5　其他机制

在长期或慢性间歇性的隔离应激刺激条件下，糖皮质激素通过重塑树突分支和树突脊密度改变突触的相互连接，在海马和内侧前额叶皮质区域，慢性隔离应激刺激导致树突回缩和神经元突触的减少，并且相关的信号转导也出现异常。社会隔离可增加小鼠脑内促炎细胞因子过表达诱导的卒中小鼠脑梗死体积增加，脑水肿加重，卒中后存活率降低，社会隔离还会使小鼠肥胖和增加患 2 型糖尿病的风险。

2.3.6　展　　望

人类维系健康的生存模式需要依靠个体所处的社会关系，人与人的沟通在当今高速发展的社会中非常重要。社会隔离作为影响人类身心健康和正常生活的一个重要因素，已经越来越多地引起广大生物学家及心理学家的重视。引起社会隔离现象的因素很多且复杂，由心理及生理因素协同发生作用，在社会隔离的条件下，人类产生心理反应，并且伴随相应的生理反应和行为变化，进而影响正常的健康生活，产生焦虑和抑郁等症状，严重者甚至导致自杀或暴力倾向等行为。所以，研究由社会隔离引起的一系列精神疾病的发病机制极其重要。目前针对有社会隔离经历而出现行为异常的人群，尚无有效的防治策略，主要难点是其发生机制尚不清楚。借助于社会隔离动物模型探讨行为表观遗传学机制的相关研究为阐明该类疾病的发病机制，揭示针对该类疾病的诊断和治疗药物的新靶点，具有重要的理论意义和潜在的应用价值。

（徐　红　于德钦　安　冬　陈　薇）

参 考 文 献

薄蕾，薛玲，2012. 5-HT2C 受体与抑郁症相关性研究进展.医学研究杂志，41（6）：63-67.

曹文宇，徐杨，张建一，等，2012. 攻击行为的神经生物学机制研究. 神经解剖学杂志，28（2）：205-208.

崔檬，王玉梅，2012. 癌性神经病理性疼痛药物治疗进展.山西医药杂志，41（2）：149-150

方曙光，2015.社会排斥理论视域下我国失独老人的社会隔离研究.江苏大学学报（社会科学版），17（3）：73-78.

付红勇，王星华，殷盛明，2014. 抑郁症分子机制中 5-羟色胺 2C 受体的作用. 生理科学进展，3（45）：221-224.

郝磊，蒙杰，何颖，等，2015. 艾宾浩斯错觉的脑形态学机制及其与冲动性人格的关系. 中国科学：生命科学，45（7）：685-694.

金睐，王玮文，孟庆轩，等，2009. 不同发育阶段社会隔离对成年大鼠潜伏抑制的影响. 北京大学学报（自然科学版），45（2）：350-354.

雷铭，罗路，马士棋，等，2013. 早期社会隔离构建精神分裂症动物模型的行为学和神经生物学特征.生理学报，65（1）：101-108.

刘彩萍，谢斌，2009.应激与青少年攻击行为.上海精神医学，21（1）：52-54.

马雪，董莹莹，刘鹏，等，2016. 成年期社会隔离对雄性 BALB/C 小鼠神经行为学的影响. 中国医药导报，13（8）：13-17.

元晓丽，林文娟，2005. 焦虑和抑郁动物模型的研究方法和策略. 心理科学进展，13（3）：327-332.

孙磊，张旭，王宁，等，2008. 社会隔离对 SD 大鼠社会行为和 NMDA 受体相关基因在丘脑表达的影响. 环境与健康杂志，25（12）：1063-1065.

田鹏，陈绍军，2016. 从村落到社区：新型城镇化进程中老年人社会隔离研究. 西北人口，37（4）：75-81.

王前，殷盛明，李盛龙，等，2011.社会隔离对小鼠空间和非空间认知功能的影响. 中华行为医学与脑科学杂志，20（9）：793-795.

王世伟，唐一源，赵杰，等，2003. 认知障碍的前脉冲抑制模型.国外医学精神病学，30（4）：244-248.

王玮文，谢希，邵枫，2008. 早发性抑郁及其神经基础.心理科学进展，16（3）：411-417.

吴芳，刘神毅，2010. 强制隔离戒毒人员的情感缺失与重构——以再社会化理论为视角. 中国药物滥用防治杂志，16（6）：349-353.

谢兴振，迟晓丽，周文霞，等，2008. 应激动物模型研究进展. 中国新药杂志，17（16）：1375-1380.

徐芳芳，张金响，陈敏，等，2014. 精神分裂症患者攻击行为与临床特征的相关性研究.中华行为医学与脑科学杂志，23（2）：126-128.

殷盛明，李崧，于德钦，等，2011. 社会隔离动物模型的研究进展.中华行为学与脑科学杂志，20（10）：952-954.

张锋，黄希庭，郭秀艳，2008.重复启动对时序知觉的影响.心理学报，40（7）：766-773.

张厚利，唐泽耀，杨静娴，等，2005.反向激动剂的药理效应特征. 中国药理学通报，21（11）：1285-1288.

张硕，陈功，2015.中国城市老年人社会隔离现状与影响因素研究.人口学刊，37（212）：66-76.

钟乐，颜崇淮，黄华，等，2007. 环境促进大鼠空间记忆及基于基因芯片研究的机制探讨.中华儿科杂志，45（10）：781-783.

周宁娜，何晓山，曹东，等，2011. 解虑安神汤对社会隔离焦虑小鼠行为学及脑内 ALLO 水平的影响. 中国实验方剂学杂志，17（13）：185-188.

Adamczyk A，Mejias R，Takamiya K，et al，2012. GluA3-deficiency in mice is associated with increased social and aggressive behavior and elevated dopamine in striatum. Behav Brain Res，229（1）：265-272.

Adams T，Rosenkranz JA，2015. Social isolation during postweaning development causes hypoactivity of neurons in the medial nucleus of the male rat amygdala. Neuropsychopharmacology，41（7）：1929-1940.

Ago Y，Takahashi K，Nakamura S，et al，2007. Anxiety like and exploratory behaviors of isolation reared-mice instaircase test. J Pharmacol Sci，104（2）：153-158.

Ainge JA，Langston RF，2012. Ontogeny of neural circuits underlying spatial memory in the rat. Front Neural Circuits，6：8.

Amaral DG，2003. The amygdala，social behavior，and danger detection. Ann N Y Acad Sci，1000：337-347.

Amitai N，Young JW，Higa K，et al，2014. Isolation rearing effects on probabilistic learning and cognitive flexibility in rats. Cogn Affect Behav Neurosci，14（1）：388-406.

Arakawa H，2007. Ontogeny of sex differences in defensive burying behavior in rats：effect of social isolation.Aggress Behav，33（1）：38-47.

Araki R，Ago Y，Hasebe S，et al，2014. Involvement of prefrontal AMPA receptors in encounter stimulation-induced hyperactivity in isolation reared mice. Int J Neuropsychopharmacol，17（6）：883-893.

Arnsten AF，2015. Stress weakens prefrontal networks：molecular insults to higher cognition. Nat Neurosci，18（10）：1376-1385.

Baarendse PJ，Counotte DS，O'Donnell P，et al，2013. Early social experience is critical for the development of cognitive control and dopamine modulation of prefrontal cortex function. Neuropsychopharmacology，38（8）：1485-1494.

Bangasser DA，Wiersielis KR，Khantsis S，2015. Sex differences in the locus coeruleus-norepinephrine system and its regulation by stress. Brain Res，1641（Pt B）：177-188.

Barbon A，Orlandi C，La Via L，et al，2011. Antidepressant treatments change 5-HT2C receptor mRNA expression in rat pre frontal/frontal cortex and hippocampus. Neuropsychobiology，63（3）：160-168.

Bargh JA，Shalev I，2012. The substitutability of physical and social warmth in daily life. Emotion，12（1）：154-162.

Barrot M，Wallace DL，Bolanos CA，et al，2005. Regulation of anxiety and initiation of sexual behavior by CREB in the nucleus accumbens. Proc Natl Acad Sci，102（23）：8357-8362.

Barry G，Mattick JS，2012. The role of regulatory RNA in cognitive evolution. Trends Cogn Sci，16（10）：497-503.

Bassuk SS，Glass TA，Berkman LF，1999. Social disengagement and incident cognitivedecline in community-dwelling elderly persons. Ann Intern Med，131（3）：165-173.

Berg KA，Harvey JA，Spampinato U，et al，2005. Physiological relevance of constitutive activity of 5-HT2A and 5-HT2C receptors. Trends Pharmacol Sci，26（12）：625-630.

Berkowitz L，1993.Aggression：Its Causes，Consequences，and Control. New York：McGraw-Hill.

Bian Y，Pan Z，Hou Z，et al，2012. Learning，memory，and glial cell changes following recovery from chronic unpredictable stress. Brain Res Bull，88（5）：471-476.

Bianchi M，Fone KC，Shah AJ，et al，2009. Chronic fluoxetine differentially modulates the hippocampal microtubular and serotonergic system in grouped and isolation reared rats. Eur Neuropsychopharmacol，19（11）：778-790.

Bianchi M，Fone KF，Azmi N，et al，2006. Isolation rearing induces recogni tion memory deficits accompanied by cytoskeletal alterations in rat hippocampus. Eur J Neurosci，24（10）：2894-2902.

Bloss EB，Janssen WG，McEwen BS，et al，2010. Interactive effects of stress and aging on structural plasticity in the prefrontal cortex. J Neurosci，30（19）：6726-6731.

Bunney JN，Potkin SG，2008. Circadian abnormalities，molecular clock genes and chronobiological treatments in depression. Br Med Bull，86：23-32.

Bushman BJ，Anderson CA，2001. Is it time to pull the plug on the hostile versus instrumental aggression dichotomy? Psychol Rev，108（1）：273-279.

Carrion VG，Wong SS，2012. Can traumatic stress alter the brain? Understanding the implications of early trauma on brain development and learning. J Adolesc Health，51（2 Suppl）：S23-S28.

Cavaco S，Anderson SW，Allen JS，et al，2004. The scope of preserved procedural memory in Amnesia. Brain，127（pt8）：1853-1867.

Cerqueira JJ，Mailliet F，Almeida OF，et al，2007. The prefrontal cortex as a key target of the maladaptive response to stress. J Neurosci，27（11）：2781-2787.

Chida Y，Sudo N，Mori J，et al，2006. Social isolation stress impairs passive avoidance learning in senescence-accelerated mouse（SAM）. Brain Res，1067（1）：201-208.

Codding PW，Muir AK，1985. Molecular structure of Ro15-1788 and a model for the binding of benzodiazepine receptor ligands. Structural identification of common features in antagonists. Mol Pharmacol，28（2）：178-184.

Cohen S，Janicki-Deverts D，Doyle WJ，et al，2012. Chronic stress，glucocorticoid receptor resistance，inflammation，and disease risk. Proc Natl Acad Sci U S A，109（16）：5995-5999.

Crooks VC，Lubben J，Petitti DB，et al，2008. Social network，cognitive function，and dementia incidence among elderly women. Am J Public Health，98（7）：1221-1227.

Cunningham KA，Anastasio NC，2014. Serotonin at the nexus of impulsivity and cue reactivity in cocaine addiction. Neuropharmacology，Pt B：460-478.

Dai H，Okuda T，Sakurai E，et al，2005. Blockage of histamine H1 receptor attenuates social isolation-induced disruption of prepulse inhibition: a study in H1 receptor gene knockout mice. Psychopharmacology (Berl), 183 (3): 285-293.

Darnaudery M, Maccari S, 2008. Epigenetic programming of the stress response in male and female rats by prenatal restraint stress. Brain Res, 57 (2): 571-585.

Das SK, Baitharu I, Barhwal K, et al, 2016. Early mood behavioral changes following exposure to monotonous environment during isolation stress is associated with altered hippocampal synaptic plasticity in male rats. Neurosci Lett, 612: 231-237.

Davidson RJ, Putnam KM, Larson C, 2000. Dysfunction in the neural circuitry of emotion regulation: a possible prelude to violence. Science, 289 (5479): 591-594.

de Kloet ER, Joëls M, Holsboer F, 2005. Stress and the brain: from adaptation to disease. Nat Rev Neurosci, 6 (6): 463-475.

Diamond DM, Park CR, Campbell AM, et al, 2005. Competitive interactions between endogenous LTD and LTP in the hippocampus underlie the storage of emotional memories and stress-induced amnesia. Hippocampus, 15 (8): 1006-2105.

Dias-Ferreira E, Sousa JC, Melo I, et al, 2009.Chronic stress causes frontostriatal reorganization and affects decision-making. Science, 325 (5940): 621-625.

Dracheva S, Chin B, Haroutunian V, 2008. Altered serotonin 2C receptor RNA splicing in suicide: association with editing. Neuroreport, 19 (3): 379-382.

Du Y, Stasko M, Costa AC, et al, 2007. Editing of the serotonin 2C receptor pre-mRNA: effects of the Morris Water Maze. Gene, 391 (1-2): 186-197.

Ellwardt L, Aartsen M, Deeg D, et al, 2013. Does loneliness mediate the relation between social support and cognitive functioning in later life? Soc Sci Med, 98: 116-124.

Ennaceur A, Delacour J, 1988. A new one-trial test for neurobiological studies of memory in rats. 1: Behavioral data. Behavioural Brain Research, 31 (1): 47-59.

Franklin TB, Linder N, Russig H, et al, 2011. Influence of early stresson social abilities and serotonergic functions across generations in mice. PLoS One, 6 (7): e21842.

Gommans WM, 2012. A-to-I editing of microRNAs: regulating the regulators? Semin Cell Dev Biol, 23 (3): 251-257.

Green AF, Rebok G, Lyketsos CG, 2008. Influence of social network characteristics oncognition and functional status with aging. Int J Geriatr Psychiatry, 23 (9): 972-978.

Grippo AJ, Cushing BS, Carter CS, 2007. Depression like behavior and stressor induced neuroendocrine activation in femaleprairievoles exposed to chronic social isolation. Psychosomatic Med, 69 (2): 149-157.

Grippo AJ, Gerena D, Huang J, et al, 2007. Social isolation induces behavioral and neuroendocrine disturbances relevant to depression in female and maleprairievoles. Psychoneuroendocrinology, 32 (8-10): 966-980.

Grippo AJ, Trahanas DM, Zimmerman RR, et al, 2009. Oxytocin protects against negative behavioral and autonomic consequences of long term social isolation. Psychoneuroendocrinology, 34 (10): 1542-1553.

Grippo AJ, Wu KD, Hassan I, et al, 2008. Social isolation in prairiwvoles induces behaviors relevant to negative affect: toward the development of arodent model focused on cooccuring depression and anxiety. Depress Anxiety, 25 (6): 17-26.

Guo M, Wu CF, Liu W, et al, 2004. Sex difference in psychological behavior changes induced by long-term social isolation in mice. Prog Neuropsychopharmacol Biol Psychiatry, 28 (1): 115-121.

Gutman DA, Nemeroff CB, 2002.Neurobiology of early life stress: rodent studies. Semin Clin Neuropsychiatry, 7 (2): 89-95.

Glaser R, Kiecolt-Glaser JK, 2005. Stress-induced immune dysfunction: implications for health. Nat Rev Immunol, 5 (3): 243-251.

Glaser R, Kiecolt-Glaser JK, Marucha PT, et al, 1999. Stress-related changes in proinflammatory cytokine production in wounds.Arch Gen Psychiatry, 56 (5): 450-456.

Hsiao YH, Chen PS, Chen SH, et al, 2011. The involvement of Cdk5 activator p35 in social isolation-triggered onset of early Alzheimer's disease-related cognitive deficit in the transgenic mice. Neuropsychopharmacology, 36 (9): 1848-1858.

Halbertsma FJ, Vaneker M, Pickkers P, et al, 2008. Hypercapnic acidosis attenuates the pulmonary innate immune response in ventilated healthy mice. Crit Care Med, 36 (8): 2403-2406.

Hayden EC, 2011.Evidence of altered RNA stirs debate. Nature, 473 (7348): 432.

Hellemans KG, Benge LC, Olmstead MC, 2004. Adolescent enrichment partially reverses the social isolation syndrome. Brain Res Dev Brain Res, 150 (2): 103-115.

Holgate JY, Bartlett SE, 2015. Early life stress, nicotinic acetylcholine receptors and alcohol use disorders. Brain Sci, 5 (3) : 258-274.

Holt-Lunstad J, Smith TB, Baker M, et al, 2015. Loneliness and social isolation as risk factors for mortality: a meta-analytic review. Perspect Psychol Sci, 10 (2): 227-237.

Hutchinson KM, McLaughlin KJ, Wright RL, et al, 2012. Environmental enrichment protects against the effects of chronic stress on cognitive and morphological measures of hippocampal integrity. Neurobiol Learn Mem, 97 (2): 250-260.

Ibi D, Takuma K, Koike H, et al, 2008. Social isolation rearing-induced impairment of the hippocampal neurogenesis is associated with deficits in spatial memory and emotion-related behaviors in juvenile mice. J Neurochem, 105: 921-932.

Iwamoto K, Bundo M, Kasai K, et al, 2011. Measuring RNA editing of serotonin 2C receptor. Biochemistry (Mosc), 76 (8): 912-914.

Iwamoto K, Bundo M, Kato T, 2009. Serotonin receptor 2C and mental disorders: genetic, expression and RNA editing studies. RNA Biol, 6 (3): 248-253.

Iwamoto K, Kato T, 2003. RNA editing of serotonin 2C receptor in human postmortem brains of major mental disorders. Neurosci Lett, 346 (3): 169-172.

Iwamoto K, Nakatani N, Bundo M, et al, 2005. Altered RNA editing of serotonin 2C receptor in a rat model of depression. Neurosci Res, 53 (1): 69-76.

Jensen NH, Cremers TI, Sotty F, 2010. Therapeutic potential of 5-HT2C receptor ligands. ScientificWorldJournal, 10: 1870-1885.

Joëls M, Baram TZ, 2009. The neuro-symphony of stress. Nat Rev Neurosci, 10 (6): 459-466.

Jones GH, Marsden CA, Robbins TW, 1991. Behavioural rigidity and rule-learning deficits following isolation-rearing in the rat: neurochemical correlates. Behav Brain Res, 43 (1): 35-50.

Juraska JM, Henderson C, Müller J, 1984. Differential rearing experience, gender, and radial maze performance. Dev Psychobiol, 17 (3): 209-215.

Kandel ER, 2005. Psychiatry, Psychoanalysis, and the New Biology of Mind. Washington, DC: American Psychiatric

Pub.

Khodaie B, Lotfinia AA, Ahmadi M, et al, 2014. Structural and functional effects of social isolation on the hippocampus of rats with traumatic brain injury. Behav Brain Res, 278: 55-65.

Kiecolt-Glaser JK, Preacher KJ, MacCallum RC, et al, 2003. Chronic stress and age-related increases in the proinflammatory cytokine IL-6. Proc Natl Acad Sci USA, 100 (15): 9090-9095.

King MV, Seeman P, Marsden CA, et al, 2009. Increased dopamine D2 high receptors in rats reared in social isolation. Synapse, 63 (6): 476-483.

Koike H, Ibi D, Mizoguchi H, et al, 2009. Behavioral abnormality and pharmacologic response in social isolation-reared mice. Behav Brain Res, 202 (1): 114-121.

Krug EG, Mercy JA, Dahlberg LL, et al, 2002. The world report on violence and health. Lancet, 360 (9339): 1083-1088.

Kruk MR, 1991. Ethology and pharmacology of hypothalamic aggression in therat. Neuroeci Biobehav Rev, 15 (4): 527-538.

Leggio GM, Cathala A, Neny M, et al, 2009. In vivo evidence that constitutive activity of serotonin2C receptors in the medial prefrontal cortex participates in the control of dopamine release in the rat nucleus accumbens: differential effects of inverse agonist versus antagonist. J Neurochem, 111 (2): 614-623.

Lerer B, Macciardi F, Segman RH, et al, 2001. Variability of 5-HT2C receptor cys23ser polymorphism among European populations and vulnerability to affective disorder. Mol Psychiatry, 6 (5): 579-585.

Leshner AI, Schwartz SM, 1977. Neonatal corticosterone treatment increases submissiveness in adulthood in mice. Physiol Behav, 19 (1): 163-165.

Li M, Wang IX, Li Y, et al, 2011. Widespread RNA and DNA sequence differences in the human transcriptome. Science, 333 (6038): 53-58.

Li N, Wu X, Li L, 2007. Chronic administration of clozapine alleviates reversal-learning impairment in isolation-reared rats. Behav Pharmacol, 18 (2): 135-145.

Li QH, Nakadate K, Tanaka-Nakadate S, et al, 2004. Unique expression patterns of 5-HT2A and 5-HT2C receptors in the rat brain during postnatal development: Western blot and immunohistochemical analyses. J Comp Neurol, 469 (1): 128-140.

Liang JH, Wang XP, Lu Y, et al, 2003. Effects of antidepressants on the exploration, spontaneous motor activity and isolation-induced aggressiveness in mice. BeijingDaXue Bao, 35: 54-60.

Lu L, Bao G, Chen H, et al, 2003. Modification of hippocampal neurogenesis and neuroplasticity by social environments. Exp Neurol, 183 (2): 600-609.

Lucki I, 1998.The spectrum of behaviors influenced by serotonin. Biol Psychiatry, 44 (3): 151-162.

Ma XC, Jiang D, Jiang WH, et al, 2011. Social isolation induced aggression potentiates anxiety and depressive-like behavior in male mice subjected to unpredictable chronic mild stress. PLos One, 6 (6): e20955.

Manni L, Aloe L, Fiore M, 2009. Changes in cognition induced by social isolation in the mouse are restored by electro-acupuncture. Physiol Behav, 98 (5): 537-542.

Márquez C, Poirier GL, Cordero MI, et al, 2013. Peripuberty stress leads to abnormal aggression, altered amygdala and orbitofrontal reactivity and increased prefrontal MAOA gene expression. Transl Psychiatry, 3: e216.

Marsden CA, King MV, Fone KC, 2011.Influence of social isolation in the rat on serotonergic function and memory-relevance to models of schizophrenia and the role of 5-HT$_6$ receptors. Neuropharmacology, 61 (3): 400-407.

Mattick JS, 2010. RNA as the substrate for epigenome-environment interactions: RNA guidance of epigenetic processes and the expansion of RNA editing in animals underpins development, phenotypic plasticity, learning, and cognition. Bioessays, 32 (7): 548-552.

McCormick CM, Thomas CM, Sheridan CS, et al, 2012. Social instability stress in adolescent male rats alters hippocampal neurogenesis and produces deficits in spatial location memory in adulthood. Hippocampus, 22 (6): 1300-1312.

McLean SL, Grayson B, Harris M, et al, 2010. Isolation rearing impairs novel object recognition anti attentional set shifting performance in female rats.J Psychopharmacol, 24 (1): 57-63.

Meltzer H, Bebbington P, Dennis MS, et al, 2013. Feelings of loneliness among adults with mental disorder. Soc Psychiatry Psychiatr Epidemiol, 48 (1): 5-13.

Millan MJ, 2005. Serotonin 5-HT2C receptors as a target for the treatment of depressive and anxious states: focus on novel therapeutic strategies. Therapie, 60 (5): 441-460.

Moya PR, Fox MA, Jensen CL, et al, 2011. Altered 5-HT2C receptor agonist-induced responses and 5-HT2C receptor RNA editing in the amygdala of serotonin transporter knockout mice. BMC Pharmacol, 11: 3.

Murayama H, Shibui Y, Fukuda Y, et al, 2011. A new crisis in Japan-social isolation in old age. J Am Geriatr Soc, 59 (11): 2160-2162.

NilssonSR, SomervilleEM, CliftonPG, 2013. Dissociable effects of 5-HT2C receptor antagonism and genetic inactivation on perseverance and learned non-reward in an egocentric spatial reversal task. PLoS One, 8 (10): e77762.

Ohmura Y, Yoshida T, Konno K, et al, 2015. Serotonin 5-HT7 Receptor in the Ventral Hippocampus Modulates the Retrieval of Fear Memory and Stress-Induced Defecation. Int J Neuropsychopharmacol, 19 (6) pii: pyv131.

Peters JL, Weisskopf MG, Spiro A, et al, 2010. Interaction of stress, lead burden, and age on cognition in older men: the VA Normative Aging Study. Environ Health Perspect, 118 (4): 505-510.

Pietropaolo S, Sun Y, Li R, et al, 2009. Limited impact of social isolation on Alzheimer-like symptoms in a triple transgenic mouse model. Behav Neurosci, 123 (1): 181-195.

Pješčić KD, Nenadović MM, Jašović-Gašić M, et al, 2014. Influence of psycho-social factors on the emergence of depression and suicidal risk in patients with schizophrenia. Psychiatr Danub, 26 (3): 226-230.

Raz S, 2013.Ameliorative effects of brief daily periods of social interaction on isolation-induced behavioral and hormonal alterations. Physiol Behav, 116-117: 13-22.

Rees SL, Steiner M, Fleming AS, 2006. Early deprivation, but not maternal separation, attenuates rise in corticosterone levels after exposure to a novel environment in both juvenile and adult female rats. Behav Brain Res, 175(2): 383-391.

Reiche EM, Nunes SO, Morimoto HK, 2004. Stress, depression, the immune system, and cancer. Lancet Oncol, 5 (10): 617-625.

Rohleder N, 2012. Acute and chronic stress induced changes in sensitivity of peripheral inflammatory pathways to the signals of multiple stress systems——2011 Curt Richter Award Winner. Psychoneuroendocrinology, 37 (3): 307-316.

Rosa ML, Silva RC, Moura de Carvalho FT, et al, 2005. Routine post weaning handling of rats prevents isolation rearing induced defect in prepulse inhibition.BrazJ Med Biol Res, 38 (11): 1691-1696.

Sandi C, Haller J, 2015. Stress and the social brain: behavioural effects and neurobiological mechanisms. Nat Rev Neurosci, 16 (5): 290-304.

Sandström A, Peterson J, Sandström E, et al, 2011. Cognitive deficits in relation to personality type and hypothalamic-pituitary-adrenal（HPA）axis dysfunction in women with stress-related exhaustion. Scand J Psychol，52（1）：71-82.

Schmitt DA，Schaffar L，1993. Isolation and confinement as a model for spaceflight immune changes. J Leukoc Biol，54（3）：209-213.

Segerstrom SC，Miller GE，2004. Psychological stress and the human immune system：a meta-analytic study of 30 years of inquiry. Psychol Bull，130（4）：601-630.

Serra M，Sanna E，Mostallino MC，et al，2007. Social isolation stress and neuroactive steroids. European Neuropsychopharmacology，17（1）：1-11.

Shankar A，Hamer M，McMunn A，et al，2013. Social isolation and loneliness：relationships with cognitive function during 4 years of follow-up in the English Longitudinal Study of Ageing. Psychosom Med，75（2）：161-170.

Shao F，Jin J，Meng Q，et al，2009. Pubertal isolation alters latent inhibition and DA in nucleus accumbens of adult rats. Physiol Behav，98（3）：251-257.

Shao S，Li M，Du W，et al，2014. Galanthamine, an acetylcholine inhibitor, prevents prepulse inhibition deficits induced by adolescent social isolation or MK-801 treatment. Brain Res，1589：105-111.

Shimizu K，Kurosawa N，Seki K，2016. The role of the AMPA receptor and 5-HT3 receptor on aggressive behavior and depressive-like symptoms in chronic social isolation-reared mice. Physiol Behav，153：70-83.

Shoji H，Mizoguchi K，2011. Aging related changes in the effects of social isolation on social behavior in rats. Physiol Behav，102（1）：58-62.

Soga T，Teo CH，Cham KL，et al，2015. Early-life social isolation impairs the gonadotropin-inhibitory hormone neuronal activity and serotonergic system in male rats. Front Endocrinol（Lausanne），6：172.

Tamano H，Kan F，Oku N，et al，2010. Ameliorative effect of Yokukansan on social isolation-induced aggressive behavior of zinc-deficient young mice. Brain Res Bull，83（6）：351-355.

Toth M，Mikics E，Tulogdi A，et al，2011. Post-weaning social isolation induces abnormal forms of aggression in conjunction with increased glucocorticoid and autonomic stress responses. Hormones Behav，60（1）：28-36.

Tsai AC，Lucas M，Kawachi I，2015. Association between social integration and suicide among women in the United States. JAMA Psychiatry，72（10）：987-993.

Tulogdi A，Tóth M，Barsvári B，et al，2014. Effects of resocialization on post-weaning social isolation-induced abnormal aggression and social deficits in rats. Dev Psychobiol，56（1）：49-57.

Umathe SN，Vaghasiya JM，Jain NS，et al，2009. Neurosteroids modulate compulsive and persistent behavior in rodents：implications for obsessive-compulsive disorder. Prog Neuropsychopharmacol Biol Psychiatry，33（7）：1161-1166.

Vande WE，Remevey N，Favre CM，et al，2010. Selective attention to philopatric models cause directed social learning in wild vervet monkeys. Proc Biol Sci，277（1691）：2105-2111.

Vanden BM，Gamer B，Koch M，2003.Neurodevelopmental animal models of schizophrenia：effects on prepulse inhibition. Curr Mol Med，3（5）：459-471.

Veenema AH，Neumann ID，2007. Neurobiological mechanisms of aggression and stress coping：a comparative study in mouse and rat selection lines. Brain Behav Evol，70（4）：274-285.

Wallacel DL，Han MH，Graham DL，et al，2009. CREB regulation of nucleus accumbens excitability mediates social isolation induced behavioral deficits. Nat Neurosci，12（2）：200-209.

Webster JI，Tonelli L，Sternberg EM，2002. Neuroendocrine regulation of immunity.Annu Rev Immunol，20：125-163.

Wei S, Zhang HY, Gao J, et al, 2010. Impact of social isolation and resident intruder stress on aggressibe behavior in the male rat. Neural Regen Res, 5（15）: 1175-1179.

Weiss IC, Pryce CR, Jongen-Rêlo AL, et al, 2004. Effect of social isolation on stress-related behavioural and neuroendocrine state in the rat. Behav Brain Res, 152（2）: 279-295.

WilsonRS, Krueger KR, Arnold SE, et al, 2007. Loneliness and risk of Alzheimer disease. Arch Gen Psychiatry, 64: 234-240.

Yusufishaq S, Rosenkranz JA, 2013. Post-weaning social isolation impairs observational fear conditioning. Behav Brain Res, 242: 142-149.

Zhuravliova E, Barbakadze T, Zaalishvili E, et al, 2009. Social isolation in rats inhibits oxidative metabolism, decreased the content of mitochondrial K-Ras and activates mitochondrial hexokinase. Behav Brain Res, 205（2）: 377-383.

第 3 章　日常生活中的社会隔离现象及其危害

3.1　留守儿童

随着中国经济的发展和城市化进程，城乡人口流动逐渐增多，农村劳动力向城市涌入，进城务工者的孩子可能会成为特殊群体，即留守儿童。中国 2010 年第六次全国人口普查资料显示至 2010 年全国留守儿童规模为 6972.75 万，农村留守儿童的比例为 87.52%。留守儿童是现实生活中的一种社会隔离现象，由于经历了社会隔离的社会心理应激刺激，其生理和心理均可能出现异常改变，进而引发异常行为等异常表现。公安部调查结果显示在全国未成年人受侵害及自身犯罪的案例中，留守儿童占了很大比例。这一数量庞大的特殊群体越来越引起社会各方面广泛的关注，尤其近几年来，教育和心理工作者对留守儿童的受教育情况、抑郁和焦虑等异常情绪方面的研究逐渐深入。

3.1.1　留守儿童的概念

随着市场化、工业化及城市化的发展，农村产生了大量的剩余劳动力，越来越多的农民从农业转到非农业，从农村转到城市，他们为了维持基本生计而涌向城市寻求工作岗位。然而诸多因素导致农民没有携带子女一起生活，因而产生留守儿童群体。社会学家对留守儿童的定义综合起来是指由各种原因导致其不能和父母双方共同生活的未成年人。由于留守儿童的生活环境、抚养人（亲戚和邻居等）、父母的不同类型、外出和留守时间的长短及性别等方面因素都有差异性，因此有关留守儿童的调查和分析一直存在差异。目前公认的留守儿童是指 17 周岁以下的未成年人，其父母双方或一方在外务工，需要其他亲人照顾。

3.1.2　家庭、学校和社会对留守儿童的负面影响

儿童时期是培养一个人性格和行为的关键时期，留守儿童由于在此时期经历了部分社会关系的脱失，因此家庭、学校和社会对其生理和心理的成长发育均可能产生负面影响。

1. 家庭对留守儿童的负面影响

大多数留守儿童家庭中不当的教育方式和落后的教育观念严重影响了儿童的成长和良好生活习惯的养成。大多数留守儿童的父母，在城市从事的一般是劳动强度大、工作时间长的工作，他们在工作之余没有时间和精力去照顾和关心自己的子女，再加上他们中有些人责任意识不强，认为学校才是培养孩子的场所，从而缺乏家庭教育，不能给予孩子充分的照顾，想用金钱和物质来弥补这份缺失，很可能使孩子不能形成正确的人生价值观。此外，留守儿童家庭本身缺乏培养孩子良好行为习惯的意识，父母的教育形式若是以溺爱为主或粗暴单一的教育方式，将直接影响孩子的健康成长和正常发展。

临时监护人不能代替父母本身，由于临时监护人通常为年龄较大且文化程度偏低的老年人，他们很少与孩子进行交流和谈心，也不重视留守儿童与外出父母的沟通。此外，临时监护人通常只关注孩子的衣食住行，而忽视思想道德方面的教育，即使孩子心理或行为出现问题也无法及时得到解决。这种缺乏科学性和合理性的教育方式，即忽视孩子良好习惯的养成，不重视孩子道德素质和正确人生价值观的培养，很可能会使孩子在心理或行为上有一定程度的不良变化，如性格孤僻，甚至出现犯罪行为等。

父母选择外出打工的一个很重要原因就是改善家庭条件，使孩子能接受良好的教育，但是家庭教育在儿童及青少年成长的过程中具有不可替代的作用。一般来说，代抚养人更多关注的是安全问题，与留守儿童的日常交流及对其心理变化的关注甚微。留守儿童在遇到各种问题时得不到必要的关注和指导，容易引起偏差行为。

2. 社会对留守儿童的负面影响

由于留守儿童自律意识还未成熟，再加上监护人的监管不力，社会不良现象会极大地影响留守儿童的身心发展。例如，留守儿童聚集于校园周边的网吧和游戏厅等娱乐场所，进而沉溺其中而出现厌学，甚至还会受到社会不良风气的影响，成为"问题儿童"。

3.1.3　留守儿童的主要表现

1. 留守儿童的学习表现

家庭教育的缺失、家庭亲情的缺失和学校教育的不当会导致留守儿童学习目标不明确、学习态度不端正及对学习缺乏积极性。已有研究提示留守儿童和非留守儿童在教育机会和学习成绩方面呈现出明显的不同。仅母亲外出的留守儿童教育机会低于非留守儿童，在教育机会方面处于弱势群体。在学习成绩方面，在高分数段儿童中，留守儿童与非留守儿童所占比例差别不显著，但是在低分数段的儿童中，留守儿童成绩要高于非留守儿童。

2. 留守儿童的行为表现

留守儿童由于家庭、临时监护人和学校的问题，如缺乏父母关爱、缺乏家庭教育、在生活中普遍缺乏管理，从而引发一系列的不良行为习惯。留守儿童在分裂样行为、抑郁倾向、交往不良、强迫性行为、社交退缩、多动和违纪方面的得分均高于非留守儿童，统计学具有显著性差异。由于临时监护人对留守儿童的关注较少，无暇顾及其行为养成，从而使留守儿童有很大的个人空间，很有可能放纵自己，造成意外的发生，甚至威胁其生命。另外，留守儿童正处于责任意识薄弱和自控能力较差的未成年时期，少年和儿童的心理特点容易使他们把朋友关系作为生活中的核心关系，若结识了社会上的不良人群，极易走上犯罪道路。

（1）留守儿童越轨行为的概念

越轨行为的定义是美国学者道格拉斯在《越轨社会学概论》中提出的，

即被社会集团成员判断为违反他们价值观念或者社会准则的任何思想、感情或行为。越轨行为又称偏差行为，主要包括不适当行为、异常行为、自毁行为、不道德行为、反社会行为和犯罪行为。多数研究表明，越轨行为的发生与生物学因素、心理社会因素及环境危险因子相关，且儿童时期的行为问题将对其生活产生深远的影响，可能会导致青少年犯罪和成年暴力。在中国中南部的贫困地区，儿童问题行为的发生率为 17.44%，高于我国（12.43%）和美国（11.5%）的平均数，所以对留守儿童越轨行为的研究是十分必要的。少年和儿童在成长的过渡阶段需要来自家庭、社会和学校的广泛关注，但是由于父母的监护和教育作用的缺失，且从其他方面得不到必要的情感代偿，会使留守儿童在遇到日常烦恼时得不到合适的宣泄途径和有效的指导，在应对过程中出现困难。这些烦恼得不到解决，负面情绪不断积累，容易诱发不当的处理方式，而引发越轨行为。

（2）留守儿童越轨行为的现状

由于家庭结构中父母角色的缺失，给留守儿童的学校教育带来了不同程度的负面影响。相关调查显示，相当一部分留守儿童存在不遵守课堂纪律、不能完成作业、考试作弊、迟到、早退和旷课等问题，且 13～15 岁的青少年表现出的问题更加明显，可能是由于这个年龄段的青少年，正处于过渡阶段，但其人生观、价值观和世界观尚未完全成熟，受外界的影响波动较大，因缺乏父母的正确引导而容易产生逆反心理和更多的问题。另外，留守儿童普遍存在人际交往和情绪不稳定等方面的问题。且不同类型留守儿童在学习及人际交往方面表现出的压力具有统计学差异，女童高于男童。这可能是由于女童在情绪及心理上比较敏感，更加渴望家庭的完整和与父母的交流，所以留守经历作为一个负性事件的刺激对于女童存在更大的影响。有研究发现，留守男童较女童更易出现情绪性的问题行为，因男童不善于用言语表达内心的感受和体验，且由于传统的独立自主观念，缺乏寻求帮助的意识，导致与他人沟通问题和人际关系障碍，而继发问题行为。

有研究表明，留守儿童攻击性行为的敌意得分高于非留守儿童，大多数留守儿童有过吸烟和喝酒的经历（这是他们缓解心情的一种方式）。有资料显示，截至 2010 年，中国 18 岁以下的网民所占比例为 28.4%，人数达 1.3 亿，同时，过度和不恰当使用网络的比例也在增长。留守儿童有更高的倾向沉迷于网络，这与留守儿童在现实生活中存在一定的人际交往问题，且得不到足够的关心，便转向网络的虚拟世界寻求精神的满足和情感的宣泄有关。而且，父母由于远离孩子，一般会选择在经济上给予补偿，留守儿童由于自我控制能力尚未成熟，同时缺乏有效的监督，加大了这方面越轨行为的危险。留守儿童长期对金钱不恰当的利用，可能又会导致其参与赌博、偷窃和抢劫等一系列危害社会的行为。相关研究表明，这些危险行为与青少年的自杀意念和行为具有明显的相关性。

3. 留守儿童的心理及情绪改变

由于父母外出而缺乏家庭教育，留守儿童容易产生心理问题。已有研究表明留守儿童心理健康状况较差。针对心理方面对比分析发现，目标专注的测评得分没有明显差异，而在积极认知这一维度上，留守儿童明显低于非留守儿童。有研究结果显示，留守儿童群体与非留守儿童群体相比，表现出更高的社会焦虑性和抑郁倾向，且留守男童抑郁症状检出率高于留守女童。留守儿童的情绪问题较为严重，留守儿童自卑感和孤独感的测评得分都要显著高于非留守儿童，且留守女童高于留守男童；此外，在人格特点上留守儿童表现出孤僻和情绪不稳定等特点，并且与周围的人和事物难以相处融洽。同时留守儿童会更加焦虑和有较大的学习压力。另外，非留守儿童自理能力较差，而父母中只有一方外出的留守儿童自理能力较强。非留守儿童的性格更加温和，学习也更认真，而留守儿童性格呈现两极状态：一类相对孤僻；另一类相对调皮。留守儿童在遇到问题时，相对于非留守儿童，他们更多是采用发泄而非思考或求助的方式来解决问题。

4. 留守儿童的生理状态

借助 Probit 模型的研究表明留守儿童的健康受父母外出的影响，在农村，留守儿童的患病率明显高于非留守儿童。仅父亲外出对儿童的影响并不十分明显；而父母均外出，儿童的健康受影响程度更大。但在城市样本并没有发现相同结果，说明城市中父母不在家对儿童的健康并没有显著影响。在对意外伤害率的研究中发现，农村地区留守儿童意外伤害发生率明显高于全国儿童意外伤害发生率的平均水平。总体而言，留守儿童的营养与健康状况不容乐观，在一定程度上可能存在着营养不良问题，不同地域的不同年龄段都有较为明显的表现。

3.1.4　解决留守儿童问题的建议及对策

城乡一体化不断发展必然导致乡村劳动力外出，虽然进城务工可以改善家庭的经济状况，给孩子提供更多的教育机会，创造更良好的学习环境。但父母是孩子的第一任老师，如果父母对孩子缺乏关爱、陪伴与教导，与孩子之间缺乏最基本的沟通交流，这将对孩子的健康、行为和心理造成不同程度的负面影响，极不利于孩子的成长。近年来，留守儿童问题已成为社会化的问题，需要采取必要的措施来尽可能降低相关因素对留守儿童的负面影响。

1. 家庭方面

在家庭方面，父母应该加强与孩子的交流，如尽可能增加回家的次数和打电话的频率，在与远方孩子打电话沟通的时候，除了关注孩子的学习，还应该关注孩子的思想动态，鼓励其说出烦恼并且加以安慰和指导；抚养人除了关注孩子的安全外，应该尽可能满足孩子的情感需要，及早建立抚养人和留守儿童的情感交流是有益的。临时监护人不应该只关注孩子的衣食住行，而应该更加重视对孩子思想道德素质的教育，农村基层管理组织可以对临时监护人进行统一培训，改变临时监护人的教育方法，增强临时监护人的责任意识。临时监护人应尽可能地加强外出父母与留守儿童的联系与交流，起到良好的沟通桥梁作用。孩子的父母也要主动联系孩子，主动联系临时监护人，时刻关注孩子的身心健康发展状况。留守年限较长的儿童负性压力较大，虽然父母回归使家庭结构重新恢复完整，这一状况能够在一定程度上改善留守儿童的负面表现，但是由于留守经历作为一个应激事件对大脑的影响是持续存在的，所以对有留守经历的儿童要持续的关注和引导。

2. 学校方面

在学校方面，开展丰富多彩的校园活动，加强留守儿童与同龄人的交往，充分发挥学校和教师的教育作用，开设心理和法制教育课程，给予他们更多的关爱。学校是除家庭以外促进孩子成长成才的主要阵地。学校要建立留守儿童档案，定期统计和更新在校留守儿童的基本信息，并安排专业教师经常和留守儿童进行交流互动，进行家访和谈心，深入了解他们的家庭、生活、学习、心理及行为的情况，及时与临时监护人和留守儿童的父母联系，必要的情况下及时探讨如何改善留守儿童的不良状况并采取一系列措施。

学校除了开设基本课程以外，还要丰富学生的课余生活。积极组织学生创建图书角，给学生创造自我学习的机会，养成自主学习的良好习惯；开展集体活动，如观看感恩类教育影片、集体外出郊游、师生谈心活动，促进留守儿童与同龄儿童及老师的交流；组织一系列培训，如电脑技能、生活技能和语言交流培训等，提高学生自主能力。

3. 社会方面

在社会方面，建立相应的制度改革，从根本上解决农民的务工问题及其子女教育问题。整治社会环境，净化社会风气，营造出健康和谐、文明友爱和积极向上的社会文化氛围，从而保障留守儿童的健康成长。加大对支教人员的经济补贴，相应的财政拨款用于改建和更新学生日常生活和学习的基本设施。增加农村的就业岗位，使外出务工的父母返乡就业，或在政府的支持下自主创业，增加父母与子女的相处时间。逐步消除城乡差距，推进农村留守儿童进城随迁，减少子女与父母的分离。鼓励非营利组织援助留守儿童；建立农村社区少年儿童教育和监护体系；加大力度扶持一系列基层儿童社会托管机构，定期到村里走访，与留守儿童进行接触与交谈；推进二、三线城市建设，鼓励农民工就近务工，切实增加农民收入。

3.1.5　国外相关研究

目前，对留守儿童这一现象的研究主要集中在各国的偏远贫困地区，经济发展可能是劳动力大量输出的重要原因。虽然国外对留守儿童的研究文献并不太多，但是其对青少年问题行为方面的研究值得我们借鉴。

已有国外研究表明，父母和子女的关系、父母对子女的监管和督促对青少年的成长有很大的影响。父母监管的缺失是引起青少年问题行为的危险因素。另外，同龄人和社区环境对青少年的影响不容忽视。良好的社区生活环境、邻里之间的沟通交流和相互支持、社区居民对其他儿童的关心和监督等因素与青少年犯罪率呈负相关。这提示我们，可以构建一个社区支持网络，为成长中的少年、儿童营造一个良好的生活氛围，增加邻居对其的关注和支持及同龄人的正向引导和影响，有助于减少留守儿童的越轨行为。

综上所述，保障青少年的健康成长，需要社会、家庭和教育系统的多方合作和努力，当其面对应激事件时给予他们更多的关爱和指导。从根本上解决留守儿童问题是一项长期而又艰巨的任务。为留守儿童创建良好的生活环境和教育环境是家庭、学校、政府和社会义不容辞的责任和义务，应协调一致，并为此作出努力。

3.2　"宅 男 宅 女"

由于现代社会生活的压力增大，城市在空间上出现重构，生活节奏发生改变，电子通信技术不断发展等，出现了"宅男宅女"这一特殊的群体。为了有效地减少"宅男宅女"的负面影响，需要具体分析引起"宅男宅女"社会现象的原因以及"宅男宅女"对社会产生的负面影响。

3.2.1　"宅男宅女"的起源及特征

1. "宅男宅女"的起源

近年来，"宅男宅女"一词颇为流行，"宅"一词起源于日本，就是"御宅族"。"御宅族"是一个新兴词，最早出自 20 世纪 80 年代的日本，专指那些热衷于动画、漫画和电子游戏，以至于足不出户的人。在这个时代，部分男性喜欢待在家里做喜欢的事，属于此种情况的便被称为"宅男"，若是女性，便被称为"宅女"。

2. "宅男宅女"的特征

（1）沉迷网络

"宅男宅女"每天生活在自己的小世界里，只要一台电子计算机，一个ipad，就足以满足他们几天的物质及精神需求。他们在网络上追剧、购物、浏览微博、聊天，与好友联机打网络游戏，有的"宅男"甚至可以连续几天通宵在线打游戏。

（2）不善社交

"宅男宅女"一般社交圈很小，生活状态很差，由于长时间把自己关在家中，沉迷网络，与亲朋好友见面机会较少。大部分"御宅族"的性格会发生变化，有的少言寡语甚至发展为社交恐惧或与现实中的人交流出现障碍。

（3）足不出户

"宅男宅女"大部分较年轻，却不喜欢户外运动。甚至有很多"御宅族"1个月都不出门，在家完全可以解决日常生活。迄今为止，尚无有关"御宅族"人数的具体统计数据。2005～2007年中国市场与媒体研究的数据显示，中国的"御宅族"人数已经逐年递增。其中，30个主要城市15～35岁的"御宅族"有600多万人；77%的"御宅族"年龄在29岁以下，大多数还是独生子女；56%的人认为自己身边存在"宅男宅女"。

3.2.2 "宅男宅女"社会现象的成因

1. 社会层面

（1）城市规模的增大

在我国，"宅男宅女"群体集中在大城市。与小城镇和乡村社会相比，城市社会的群体生活、工作及娱乐休息的方式明显不同。城市空间在横向的功能分化上，可归纳为自然空间、经济空间和社会空间，在纵向的居住空间上，可分为高档社区、普通社区和经济条件欠佳的社区。这些横向和纵向的分化导致了城市社会人口的社会关系出现疏离。因此，尽管在城市生活的社会人口密度较高，但是在这种环境下生活的人与人之间的交往是短暂的和局限的，更多的人喜欢把自己限制在家中和网络中。

（2）公共空间的减少

狭义的公共空间是指供城市居民日常和社会生活共同使用的室内和室外空间。室外空间包括街道、公园和广场等，室内空间包括学校、商场和办公室等。广义的公共空间是指进入空间的人群及其在空间内的交流与互动。在我国，城市的公共空间建设大多在市中心，多为景观建筑物，随着城市人口不断增加，更多的公园和广场被高楼大厦取代，减少了人们的日常沟通，公共空间的减少也是限制居民外出，诱导人们"宅"的一个重要原因。

（3）货币经济膨胀

从经济学上讲，货币是作为价值尺度和流通手段而发挥作用的。近些年来，全球货币经济持续膨胀，国民消费水平高低不齐。在城市非营利公共空间不足的情况下，更多的营利性公共空间取而代之，如会馆、咖啡厅和甜品店等。对于消费水平不高的群体来讲，这些娱乐休闲场所无疑会增加生活负担。出于省钱的目的，做"御宅族"也是比较无奈的生活方式。

2. 家庭层面

（1）代际冲突

代际冲突是指两代人因思维方式和行为方式的差异而产生的矛盾关系，即我们所称的"代沟"。因为子女的生活环境与父母的生活环境具有差异性，所以子女会不理解和不适应父母对其施加的各种教育行为，会感觉适应家庭压力的变化比适应外界的压力变化更难。尤其是当子女处于青春期判逆时期，代际冲突更会加剧，有可能导致子女变得偏激、孤僻而不愿与人沟通。

（2）培养方式

每个孩子的成长都离不开家庭的培养，培养方式在很大程度上决定了孩子未来的性格。父母对孩子使用严格教育的管理方式，对孩子造成心理阴影，孩子变得内向，不愿意与他人交流。一旦出门在外，没有父母的保护，便不知所措。由于大多数"80 后"和"90 后"的父母都将教育孩子的重心集中在智力教育，而忽视了孩子的生活自理能力和劳动习惯的培养。因此导致大多数"80后"和"90后"的生活能力很低，而选择"宅"这种生活方式。

3. 个人层面

（1）逃避现实

大部分"宅男宅女"都是"80后"和"90后"，社会身份以大学生和刚入职场的工作青年为主。当代大学生需要面对学业和就业等压力，由于在上大学前，基本生活在父母的保护之下，脱离了家庭这个保护伞，很多人在各种社会竞争中受挫，承受不住压力，为了逃避现实，选择"宅"这种方式。有研究显示，14.6%的学生具有社交恐惧和障碍、不自信、不愿意与外界交往。26.5%的学生宁愿"宅"在宿舍，在网络世界里和虚拟人物交流中极度活跃，借助虚拟网络宣泄苦恼。

（2）惰性心理

在1周的紧张学习和工作之后，大部分人会觉得身心疲惫，对于"御宅族"的典型代表大学生群体而言，如不能对自己的人生进行合理规划，科学安排时间，很容易长时间"宅"在宿舍，变得好吃懒做，产生惰性心理，不愿外出活动，沉迷于网络。

（3）从众心理

从众是在群体影响下放弃个人意见而与大家保持一致的社会心理行为。目前我国"御宅族"人数较多，由于"宅"群体的消极影响，部分人失去自我的理性思考，选择和周围的人步调保持一致，也就是盲目从众。他们放弃了外出旅游的行为，而选择和周围的人一样的"宅"行为。

4. 其他层面

（1）互联网发展

21世纪是信息时代，科技发展迅速，但过快的发展改变了人类的生活方式，互联网时代更刷新了人类对于日常生活的感知。现代人的生活更加追求高效快捷，网络更是成为大部分人的娱乐方式。应用电子计算机，只需轻点几下鼠标便可足不出户解决网络学习、办公、缴费、购物和生活问题，互联网的应用使得人类生活变得虚拟化。快节奏的生活方式让人们的休息时间变得少之又少，在有限的休息时间内，更多人选择网络娱乐作为主要的休闲方式，而不是外出，只有这样的"宅"方式，才能让人们感到更舒适，身心得到释放。因而，从某种程度上讲，"宅"更是与时代相适应的一种新生活方式。

（2）现代流行文化

网络化越来越普及的今天，"宅男宅女"已不再是小群体，未来社会将极有可能充满了"御宅族"。"宅"在某种程度上具有时尚流行的成分，是新时代人际交往模式由现实转向虚拟产生的结果，有可能在未来成为一种普遍的生活方式。

（3）缺乏优秀传统文化的引导

中国优秀传统文化是中华民族的宝贵精神财富，是几千年的民族历史中积淀传承下来的文化精髓。"御宅族"的主要典型——大学生群体，他们的精神生活极易受外界的影响。弘扬优秀传统文化可以帮助大学生群体树立正确的价值观，避免其发展为以个人利益为中心的群体。

3.2.3　"宅男宅女"对社会的负面影响

1. 懒惰行为

青少年的人生观和价值观都尚未成熟，很容易"宅"在家，无压力地在网络上娱乐，沉迷于此，从而形成不规律的生活作息时间，日夜颠倒，每天神志不清，行为懒散。长时间维持这种状态后，不能及时更改生物钟，便形成了懒惰行为，即使上学和上班后仍需调整一段时间，才能恢复正常的生活状态。这对于社会发展来说是一种极其不好的现象。

2. "啃老族"

"啃老族"是指一些不升学、不就业、不进修或不参加就业辅导，终日无所事事的族群。"啃老族"并非找不到工作，而是主动放弃了就业的机会，赋闲在家，衣食住行全靠父母。"宅男宅女"的这种生活方式并不能维持自我的生计，很容易成为"啃老族"中的一员。在我国，人口老龄化的形势严峻，"啃老族"的日益增多不宜于整个社会的前进。

3. 阻碍社会互动

"宅男宅女"数量增加意味着更多的人选择在网络上虚拟交往，虽然网络交流增加了社会交流的便捷性，但是却限制了日常生活中人与人之间的社会活动。对于个人的选择我们无权干预，但是从社会角度来看，"宅男宅女"现象造成了一定的社会危害，使本应在社会工作服务的人难以实现社会价值，降低了社会生产力。

3.2.4　"宅男宅女"对身心的负面影响

"宅男宅女"由于长时间地"宅"在家中，形成了不良的生活习惯，严重影响其身心健康。长时间不规律的饮食导致营养不良，影响青年人的正常生长发育，长期不规律的睡眠引起睡眠周期的紊乱、自主神经紊乱和心脑血管疾病等；"御宅族"由于长时间面对电视、电子计算机和手机，会引起视力下降，这也是近年来青光眼和近视眼等眼科疾病高发的原因之一。过少的户外活动导致身体缺钙，影响骨骼正常发育。在心理层面，"御宅族"由于过度依赖网络，逐渐脱离现实，从而忽略了自己在现实世界中应该承担的责任和义务，不安全感加重，容易发生自闭和寡言少语，最终导致个人基本社交能力发生退化。

3.2.5　减少"宅男宅女"负面影响的建议

1. 社会角度

在一些繁华地段的开放公共场所，多建设与市民生活相关的具有公共物品性质的公共空间，一方面加强市民户外活动，另一方面也为年轻人提供创业机会，减轻由于空间重构引起的社会隔离。

2. 家庭角度

父母要多引导"宅男宅女"走出网络世界，平时要注重与他们的沟通交流，做到言传身教，尊重他们的想法，给予他们心灵上的安慰和引导。

3. 个人角度

年轻人在遇到困难时多与身边的人进行沟通交流，并保持规律的生活习惯，调整好作息时间，保证一日三餐营养均衡，控制电子计算机和手机的使用时间，多到户外呼吸新鲜空气，参加社会活动和体育活动，保证身体的健康和快乐的生活。

总之，"宅男宅女"这一社会现象只是一种生活方式，不是最终的生活目标。人类是群居动物，应以社会性为主，如果长期生活在自己的世界里，会有空虚感，可引发一系列疾病。应从社会角度、家庭角度和个人角度多方面改善，让"宅男宅女"回归社会，为国家的繁荣发展贡献力量。

3.3　空巢老人

随着人类社会的不断发展，科学技术也不断进步。尤其是医学水平的飞速发展使人们的生活质量得到了极大的提高，人类的寿命普遍延长。然而，高速的发展也带来了相应的社会问题。我国人口众多，老龄化问题尤为突出。中国自 2001 年起进入老龄化阶段；到 2020 年，老龄人口的年增长速度将大于 3%，到 2050 年，中国的老龄人口将超过 4 亿。如何满足数量庞大的老年人口的基本生活保障和精神文化需求成为当今社会备受关注的热点。老年人的生理和心理健康、社会作用和经济地位及日常生活的自理能力日渐下降，导致他们社交网络的匮乏，进入社会隔离状态。对空巢老人的社会现象进行深入剖析，有利于减少其对社会的负面影响。在我国，由于人口政策的影响及跨地域社会人员流动的加剧，空巢老人的数量逐渐增多，而且进入空巢的年龄日趋年轻化，空巢期也变长。由于与人缺少沟通，空巢老人常处于一种与社会隔离的状态，这样的生活状态势必给空巢老人的健康状态带来负面的影响。

3.3.1　空巢老人的概述

1. 空巢老人的概念

空巢的概念是指对"雏鸟飞走，老鸟独守巢穴"现象的比喻。在国外，较早使用"空巢"概念是在家庭周期理论中，显示家庭变迁的整个动态的过程，以生命的发展阶段比喻为家庭从成立到灭亡的过程。"空巢"的时间起点是指家庭中所有子女都离开家庭的时刻。空巢老人是指那些子女在外地、不与子女同住或无子女的老年人。当空巢老人成为社会科学研究的对象，对于空巢老人概念及范围的界定就必须是严谨的，科学地研究空巢老人的生活质量、心理特点和所需社会支持等方面。

2. 空巢老人的范围

空巢老人有四种概念的界定：第一种是指身边没有子女共同生活的老年人，包括没有子女的老年人和与子女分开居住的老年人。第二种是指子女长大成人后纷纷离去，组建自己的新家庭，只留下父母二人留守空巢。第三种是基于家庭周期理论，1931 年由 Sorokin、Zimmerman 和 Galipin 提出，1946 年又由 Duvall 完善的家庭生命周期的七阶段模型，包括无子女夫妇阶段、扩展家庭阶段、学龄前家庭阶段、学龄家庭阶段、青少年子女家庭阶段、中年父母阶段和老年家庭阶段。空巢是指随着最小的孩子长大，因求学、就业和结婚等原因离开家庭，只剩下父母二人居住或夫妇中一人居住的阶段。第四种是指家庭最小的子女离家后，仅由父母组成的家庭，在我国多指在夫妻偶居的必要条件下，独生子女逐渐离家后出现的中年空巢家庭。

3. 空巢老人产生的原因

空巢的形成是由个人、家庭和社会等多种因素综合作用的结果。子女由于忙于工作和学习，疏于对老年人的照顾，而形成空巢家庭。有些老年人由于生活习惯和经济原因不与子女同住，而选择空巢的方式。还有夫妻二人是独生子女，这样导致一方父母单独生活，而形成空巢家庭等。有一部分老年人只能独自生活，而形成空巢。

3.3.2　空巢老人的国内外研究现状

1. 国外空巢老人的现状

20 世纪 70 年代至 21 世纪初，欧洲 65～80 岁老年人口的比例明显上升，其中意大利和葡萄牙的老龄化趋势最为明显，而德国、瑞典、英国和奥地利在近 30 年间人口老龄化趋势相对缓慢。社会调查结果显示，荷兰老年人多愿意独自居住，而意大利老年人则不愿意独自居住。由于重视空巢老人现象，欧美部分国家和地区已经基本建立了完善的养老服务体系，以缓解空巢现象对个人、家庭和社会的危害，而且不同的国家依据本国的历史背景和经济状况等因素建立相应的养老体系，并逐步出台了有关社会救助等支持政策以满足老年人的自身利益、需求和发展。一些国家在社区服务和管理方面也形成了较成熟的经验。

英国早在 20 世纪 80 年代，就由政府出台法令为在养老机构或护理中心居住的老年人提供经济补助，以保障空巢老人的生活，能够有一定的物质支持和医疗保障。英国出台的救济金和退休金提前领取政策能够让空巢老人更好地适应社会，安度晚年。

瑞典参考英国等国家的政策，出台了针对空巢老人需求的相应政策，实行一系列的多样化和个性化的养老服务，如政府定期安排医疗人员到家进行生活照料和医疗帮助等，老年人可根据经济收入情况缴纳相应的费用。

日本也早就步入老龄化社会，并将老年人的社会保障作为重要议程。从 21 世纪初开始，日本政府就已经制定相关的护理保险制度，即每年缴纳少许费用就能够在 65 岁以后享受相应保险提供的护理服务，使老年人居家养老有保障，并进一步完善相应的老年护理模式，以满足空巢老人的需求。日本由于倡导三代同堂的政策，便于子女尽赡养老人的义务，社会保障机构为父母与子女同住的家庭提供许多优待，如减免税收、优先贷款、提供免费特殊设备等。因此，日本的父母与子女同住率很高，避免了空巢老人可能产生的一系列社会问题。

新加坡于 1995 年通过了《赡养父母法令》，成为第一个立法规定子女需要赡养父母的国家，如果子女没有完成赡养父母的责任，可以被处以罚款甚至判刑。从 2008 年起，对于和父母同住提供居家养老的子女，政府还给予住房公积金津贴。

德国的社会福利机构还安排空巢老人组建临时家庭，由老年人提供住房，年轻人给予生活照料及精神慰藉等。

在特定的社会文化背景下，有些老年人更注重个人与自身利益，他们更希望得到自我的满足与提升，甚至期待空巢，其能够给自己带来更多的时间和空间来做自己喜欢做的事情。政府与社会组织也针对这种需求建立了完善的社会服务政策，包括经济支持、精神慰藉、生活服务和娱乐活动等。

2. 我国空巢老人的现状

近年来，我国人口增长处于低生育水平阶段，老年人口的期望寿命不断延长，我国已经进入并将长期处于老龄化时期。随着生活方式的改变，子女外出求学和工作等使空巢现象日益明显，空巢老人也成了热点话题，其存在的心理、生理和社会问题也受到广泛关注。相比于西方国家，我国步入老龄化阶段较晚，可以参考国外如何应对持续增长的养老服务需求，提出适合我国国情的相应政策，借以妥善应对家庭空巢化面临的各种问题，平稳地度过老龄化阶段。

据我国第六次全国人口普查显示，60 岁及以上人口为 1.78 亿，占总人口的 13.26%，比 2000 年人口普查上升 2.93 个百分点，其中 65 岁及以上人口为 1.19 亿，占总人口的 8.87%，比 2000 年人口普查上升 1.91 个百分点。2000 年"独居空巢家庭"占了 11.46%，11.38% 的家庭是只有老年夫妇二人生活的"夫妻空巢家庭"；在第六次全国人口普查中，"独居空巢家庭"达 16.40%，"夫妻空巢家庭"为 15.37%，两者之和的比例呈明显上升趋势。我国面临着持久的老龄化阶段，通过分析空巢老人存在的生理、心理及社会问题，提出相应解决方案，使老年人安享晚年，从而完善和谐社会的构建，在当今社会显得尤为重要。

3.3.3　空巢老人生活的主要特征

1. 经济收入低

没有固定收入的空巢老人难以维持基本生活，需要政府救济。居住在外地的子女也因经济收入有限而对父母的经济补助相对不足，有的甚至不能够给予父母经济上的支持。

2. 社会交往少

很多人到老年后由于身体各部分机能的退化，出现耳聋、远视和反应迟钝等诸多问题。这些身体上的不足使得他们和陌生人的交流产生障碍。对空巢老人而言，不能从与人沟通中获得乐趣，反而有可能使他们觉得自卑和孤独。许多 80 岁以上的老年人由于所熟知的亲人和朋友渐渐离去，子女又不在身边，可交流的人就更少。朋友越少就越觉得孤独，不愿意与别人交流就更觉得孤独。如此恶性循环很容易出现自闭和抑郁倾向。

3. 健康状态不良

老年人因其生理功能的衰退，易于被病原体侵入。而空巢老人通常都有些慢性病，由于子女不在身边，无人关心，自己又对自身疾病的认识不足，而且也没有经过系统的诊治及药物维持。有调查研究显示，1016 名合肥市空巢老人中共有 686 名患病，患病率为 67.52%。对杭州市西湖区的 498 名空巢老人的调查研究表明，与 500 名非空巢老人组相比，空巢老人的患病率明显升高。慢性肺部疾病、高血压病、糖尿病、心脏病和脑血管病等常见慢性病的患病率分别为 33.7%、38.6%、20.3%、15.1% 和 15.9%。对淮安市 276 名城市社区空巢老人进行抽样调查结果显示，空巢老人抑郁情绪的发生率为 35.87%。对宁波市 4 个社区的 300 名空巢女性老年人进行调查结果显示有焦虑症的比例占 29.14%，有抑郁症的比例为 30.16%。对 603 例延边地区老年人抑郁情况调查显示有抑郁情绪的老年人占总人数的 15.3%。对丽水市的 200 名空巢老人的研究显示慢性病患病率为 73.46%，其中高血压、糖尿病和心脏病分别为 43.56%、11.04% 和 7.98%。随机抽取北京市 60 岁以上的空巢老人 120 例，慢性病患病率为 51.19%，患病人群中 39.18% 患一种疾病，32.47% 患两种疾病，28.35% 患三种及三种以上疾病。对全国 2450 名空巢老人的调查结果显示慢性病患病率为 25.7%，患病人群中患一种慢性病的为 17.8%，患两种及两种以上的占 8.0%。虽然上述报道不能完全代表全国空巢老人的患病率，但是在一定程度上反应出空巢老人的健康状态不良。

3.3.4　空巢老人经历社会隔离的原因

空巢老人的社会隔离程度取决于老年人进入空巢期以前的工作性质、社交范围、个人性格及所居住的环境等诸多因素。有些空巢老人退休前曾担任要职，社交范围较广，如政府机关人员、医生和教师等，尽管已经退休也不会无所事事，这样的老年人积累了丰富的知识和社会阅历，退休后同样可以为社会发挥余热。所以即使子女不在身边，这样的老年人也不会与社会隔离。如果老年人年轻时工作性质较为闭塞，社交范围窄，一旦退休后，与单位的联系减少，子女又不在身边，能交际的人就更少，则容易形成自我社会隔离。

我国现在的城市居住环境也为空巢老人的社会隔离创造了条件。以前的社区通常是以家属院和四合院这种大家庭式的小区居住，邻里之间都相互熟知，经常互相走动，而现在由于人口流动较大，居住在同一单元楼里的住户来自全国各地，互相认识的渠道非常有限，甚至有时候即便是一墙之隔的邻居也很少走动，这样的居住条件给空巢老人的社交带来不便。

3.3.5　空巢老人经历社会隔离的危害

1. 增加疾病的病死率和降低预后疗效

有研究表明,空巢老人患冠心病和充血性心力衰竭进而死亡的风险明显高于非空巢老人。脑卒中和心肌梗死的老年患者可由于其患病前有社会隔离经历而加速死亡。还有研究提示，空巢老人有 4~5 倍的可能性被重新收治入院。

2. 认知功能损害

空巢老人在 56~90 岁的认知功能呈波浪式改变，90 岁以后，老年人的智力明显降低，甚至出现阿尔茨海默病等。社会隔离与认知功能损害有相关性。有广泛社交网络的老年人不易出现认知功能损害。

3. 焦虑和抑郁

空巢老人没有良好的社会保障，缺乏精神慰藉，对于现在和未来的生活状态常会有莫名的恐惧。27.5% 的空巢老人存在焦虑症状，明显高于非空巢老人。焦虑严重影响空巢老人的身心健康。由于生理功能衰退、离退休、子女离家和丧偶等生活事件，易导致空巢老人产生抑郁情绪，引起情绪低落，也容易诱发免疫功能异常而导致感染。老年人由于身体机能下降，很少参与社会活动，也会导致或加重抑郁症状。老年人的抑郁症状会因社交而有所减轻，我国女性长期受传统思想束缚，性格较脆弱，更易产生悲伤、焦虑和抑郁等心理问题。抑郁在老年人的情感障碍中尤为突出，表现为对日常生活丧失兴趣、无愉快感、自信心下降或自卑，或有内疚感，甚至有自杀的行为或观念。老年人如果发展为抑郁症，则需要长期维持用药和他人护理，给家人和社会带来很大的负担。

4. 孤独感

随着社会交往减少，孤独感的产生是另一严重问题，而潜在的孤独感又可增加老年人的无助感等负面的感受。老年人由于担心自己易于患病、生活不能自理、无人赡养及面临死亡等问题，心理负担常加重，常会产生忧虑或恐惧感。空巢老人缺乏科学信息的指导，对疾病、治疗和保健存在很多误区，长时间会使孤独感加重。

5. 空巢综合征

空巢综合征常见于老年人，是一种适应障碍，多发生在由于子女成年离开家庭，不得不独自生活的老年人。其在心理上会产生失落感，表现为表情淡漠、情绪低落、沉默寡语或易发脾气、急躁易怒。这些不良情绪的产生主要是由于缺少关心、关爱，长期存在这种不良情绪会给身体健康带来负面影响。空巢老人因为与子女之间缺少交流和沟通，常有孤独感，怀疑自己存在的价值，进而陷入无助、无望、无欲和无趣的状态。这些负面情绪长期影响空巢老人将会引起体内神经生化和病理改变，严重者则导致精神疾病。空巢综合征的病理生理发生基础是神经–内分泌–免疫功能的稳态出现失衡，可表现出睡眠障碍、食欲差、乏力和心悸、气短等症状，还能够诱发或加重心脑血管疾病、呼吸系统疾病和消化道疾病等慢性躯体疾病。空巢老人由于心理和生理双方面受到了极大的困扰而使其晚年生活质量明显降低。

6. 人格障碍

空巢老人心理健康水平偏低，人格特征倾向于神经质和精神质，较少为外向。空巢老人心理反应复杂，容易出现敌视、愤怒、悲观和绝望等负性心理。有的老年人因为晚年生活不能够自理，会产生自卑心理；还有的老年人由于经济状况差而有心理阴影，进而自我封闭。这些负面的因素使老年人自信心差，常自我否定，人格倾向于消极方向。空巢老人属于精神相对脆弱的群体，有些老年人性格也可以发生很大的变化。

7. 人际交往

空巢老人经常由于缺乏子女的精神慰藉和经济支持，接触社会的机会减少，影响其承担社会角色的能力，不能够很好地参与社会活动和适应社会。在代际关系方面，空巢老人与家人之间关系常不和谐，表现为沟通困难，以及子女不愿意接受和征求老年人的意见和建议等。

8. 应对方式

心理健康水平较低的老年人易出现自责、幻想和退避等应对方式,而较少采用积极求助和解决问题的合理化应对方式。空巢老人在面临困扰和遇到挫折时采用的压力应对方式主要有合理化、注意转移、解决问题、退避和幻想。其中使用最多的是合理化、退避和幻想,但只能使老年人暂时回避心理压力,不能从根本上解决问题,维持空巢老人的心理健康。

3.3.6　影响空巢老人生活质量的因素

1. 空巢老人的人口学特征

随着年龄的增长,老年人身体各个器官和组织的老化,导致多种慢性病的患病率逐年增加,从而引起老年人活动障碍,造成生活质量及心理健康水平的下降。老年女性易于感情化,处于情绪压抑和情感痛苦的状态。而男性比女性更容易养成一些不利于健康的生活习惯和行为方式,如吸烟和酗酒等。夫妻同住的空巢老人日常生活能力优于单独居住者,夫妻同住可以通过互相监督,增加社会支持对心理产生正面的影响,从而有利于形成健康的生活方式。空巢老人重要的信息交流、行动支持和情感倾诉都是通过配偶来完成,配偶之间的互动支持,能够提高老年人心理抗压能力,使老年人的心态更加积极。调查研究发现,老年人受教育的程度越高,获得信息的渠道越多,就更了解如何解决问题、减轻压力和有效地调控情绪,积极地应对压力,有利于保持心理健康。

2. 降低空巢老人生活质量的主观因素

瑞士心理学家荣格依据心理倾向来划分性格类型,其中外向性格的人较多关注外部世界,善于交际且充满热情,情感外露而乐于交流,做事果断而敏捷,但有时轻率。这种性格的人遇到问题时会主动求助于他人,以寻求在人力、物力、信息及心理等方面得到社会上的支持,更好地化解恐惧或压力。而内向性格的人在社会交往中,自信心低,不愿意借助他人的帮助。因此,外向的空巢老人在面对压力时可求助他人来减轻心理的压力,保持心理健康。

主观幸福感是指个体依据自己的设定标准对其生活质量所做的整体评价，包括生活满意度和情感体验两个基本部分。空巢老人对整体生活的满意度与快乐感是衡量个人生活质量的重要综合性心理指标。

生活满意度是指个体基于自身设定的标准对生活质量做出的主观评价，分为六个维度，分别是家庭满意度、友谊满意度、学校满意度、学业满意度、环境满意度和自由满意度。生活满意度是个体对自己生活的综合判断，作为认知因素，它影响着个体的情绪体验、生活目标的定位和行为追求的取向，对空巢老人及其产生的社会问题起到一定影响。对于能妥善应对空巢现象的老年人，空巢带来的不只是消极影响，也有积极的方面。对个人来说，空巢可以给老年人更多的时间和空间安排自己的学习、工作和生活，使夫妻回到二人世界，充分享受夫妻的情感交流。对社会来说，空巢家庭的增多和空巢期的提前到来，意味着中老年人力资源的可开发性和可分配性增加。

3. 降低空巢老人生活质量的客观因素

经济状况不仅影响老年人的身心健康，而且还影响卫生服务系统的利用度。大部分空巢老人经济上能够自立，故愿意与子女分开居住。收入较高且接受过良好教育的空巢老人发生严重残障的可能性要低于那些收入低且教育程度不高的空巢老人。经济状况欠佳的老年人很少有机会获得在社会医疗保障体系之外的医疗资源。

老年女性更容易患上非致命的易致残疾病，如骨关节炎和骨质疏松，易出现短期且轻微的功能障碍。而老年男性则容易患上一些威胁生命的慢性疾病，如冠心病和肺气肿等，从而造成老年男性长期、严重和永久性的功能障碍。疾病对老年人生活质量的影响包括疾病本身给老年人带来的各种躯体上的痛苦和巨大的心理压力，从而影响老年人的生活质量。

生活事件中的应激刺激能够通过影响神经–内分泌–免疫系统的平衡而对老年人的身心健康造成明显的负面影响。已经患病的老年人由于意识混乱，表现出异常行为或时间概念混淆，身体上的障碍会明显地影响生活质量。居住偏僻和外出不便都会导致空巢老人社会隔离或产生被拘束在家的感觉。社交网络中积极或消极的社交关系，尤其是社会关系的质量会影响空巢老人经历社会隔离的程度，进而影响其健康。

4. 空巢老人的社会支持

社会支持能够显著地影响老年人的身心健康，社会支持的数量和质量能够预测老年人的身心健康状态。社会支持可分为正式支持（如社会为老年人提供的公共服务）和非正式支持（如亲人的日常照顾）。非正式支持是空巢老人日常照顾的主要资源，配偶是首要的，也是最直接的照顾者，其次，子女、雇佣保姆和钟点工对空巢老人的日常照顾也起了很大的支持作用。目前，我国老年人的社会化服务程度还很低，社区为老年人提供的服务与空巢老人的需求之间还有很大的差距，尚不能形成独立的社区老年服务系统。正式支持包括社会医疗保险、社会养老保险和最低生活保障。社会医疗保险具有社会保险的强制性、互济性和社会性等基本特征。医疗保险制度是由国家立法，强制实施，并建立基金制度，费用是由用人单位和个人共同缴纳的。医疗保险金是由医疗保险机构支付，用以解决劳动者因患病或受伤害带来的医疗风险。社会养老保险是国家和社会根据一定的法律和法规，为保障劳动者在达到国家规定的解除劳动义务的劳动年龄界限，或因年老丧失劳动能力退出劳动岗位后的基本生活而建立的一种社会保险制度。最低生活保障是指国家对家庭人均收入低于当地政府公告的最低生活标准的人口给予一定的现金资助，以保证该家庭成员基本生活所需的社会保障制度。

3.3.7　研究空巢老人现象的科研方法

1. 调查研究

调查研究是在对研究对象不施加任何干预和处理的完全自然状态下，进行描述和比较调查结果中各变量的状况。研究结果不能解释因果关系，但却是实验性研究的重要基础。我国空巢老人现状复杂，存在的生理、心理及社会问题多，受影响的因素范围广，因此适合先应用观察法进行研究。研究类型包括前瞻性研究、横断面研究和回顾性研究。调查研究对象多为 60 岁以上的老年人，对其进行分层抽样调查。调查方式多以问卷和量表为主，以会谈法为辅。调查问卷主要包括：①艾森克人格问卷（EPQ），包括内外向（E）、神经质或情绪的稳定性（N）、精神质（P）和测谎（L）4 个量表。②自编老年心理健康问卷，包括性格、情绪、适应、人际和认知等心理学涉及领域，还包括一般人口学资料、医药费用承担情况、经济来源、不良嗜好、体育锻炼、体检情况、个人病史、功能障碍和医疗需求情况等。③简易应对方式问卷，问卷是自评量表，采用多级评分，评分等级为不采用、偶尔采用、有时采用和经常采用 4 种选择，用积极应对的平均分和消极应对的平均分表示结果。④社会支持评定量表，分为主观支持、客观支持和对社会支持的利用度三个维度。⑤纽芬兰纪念大学幸福度量表（MUNSH），常用于老年人主观自我评价幸福感，由正性和负性因子组成。⑥自测健康评定量表（SRHMS），涉及个体健康的生理、心理和社会 3 个方面。⑦症状自评量表（SCL-90）。

2. 会谈法

会谈法分为三种。第一种为重点访谈，又称集中访谈，是集中于某一问题的访谈。第二种是深度访谈，又称临床式访谈，用于个人生活史调查研究，可获得特定经验或情感资料。第三种为客观陈述式访谈，又称非引导式访谈，主要由研究对象自己客观陈述。会谈法常与问卷调查同时进行，采用入户调查形式，对文化程度不高的人群将书面语言翻译成口头语言，获得其心理状态的第一手资料。内容涉及一般情况调查等。

3. 实验数据的统计分析方法

统计学分析方法主要包括回归分析、路径分析、χ^2 检验、t 检验及单因素方差分析、多因素 Logistic 回归分析、多元线性回归分析和方差分析等。

4. 动物模型的研究

采用老年隔离实验动物进行研究发现，动物的行为表现与神经生化的改变存在相关性。在群居的饲养环境下，小鼠旷场实验的活动性降低，抑郁样行为减少，前额皮质的血清素浓度增加。而社会隔离饲养的条件下，小鼠旷场实验的活动性没有明显改变，但抑郁样行为增加，腹侧纹状体中的去甲肾上腺素含量降低。说明在社会隔离条件下，动物行为的改变也与神经生理的变化具有相关性。强迫游泳实验（FST）能够对实验动物的抑郁样行为进行有效的评估，将实验动物放入特定的游泳池内，强迫其游泳，通过记录其在游泳池内不动的时间，进行定量分析，可以评价实验动物的绝望程度。在新药研发的实验中，FST 可用于预测新药的抗抑郁效果。老年鼠与幼鼠相比，绝望行为在强迫游泳实验中明显增多，且应用抗抑郁药的干预效果不明显。

联合以上两种类型实验，即动物在隔离条件下易产生神经递质及行为的异常，而老年动物较幼年动物面对应激条件更易产生绝望，预后不良。可得出老年动物对社会隔离表现出的异常行为更加明显且持久。而空巢现象作为社会隔离的一种，更应受到社会的关注。有关老年动物的隔离实验也应积极进行，从而更加深刻和清晰地了解空巢老人行为、心理和生理的改变。

3.3.8   空巢老人的解决方案

空巢老人是在特殊的社会隔离条件下形成的一类群体，空巢状态使老年人出现健康状况下降、疾病恢复力下降、死亡率升高、心理疾病增多等。此外，空巢状态还是引起老年人抑郁、自杀和阿尔茨海默病的危险因素。而良好的社会交流却能帮助空巢老人维持其生理和心理健康。解决空巢问题，不仅使老年人享有安详的晚年生活，也为子女在外安心工作和回报社会提供保障，更为和谐社会的构建添砖加瓦。空巢状态的解决途径参考如下。

1. 提高子女道德修养、激发孝道

孝道是中国传统文化的核心内容，敬老、爱老和养老不仅是中华民族的传统美德，也是社会责任，不仅应注重物质养老，更要注重精神养老。新修订的《中华人民共和国老年人权益保障法》拟规定，家庭成员不得在精神上忽视和孤立老年人，特别强调与老年人分开居住的赡养人，要经常看望或问候老年人。因为精神慰藉老年人不仅是子女的义务，也是应对人口老龄化的国家责任和社会责任。

2. 加强老年教育

在老年活动中心普及身心健康知识，使老年人更加关注自我身体的健康，积极预防一些中老年常见的疾病，合理安排膳食、运动、娱乐和休息等。促进老年人在生活中的自助和老年人之间的互助。通过更多地了解当代社会的变化，接受现代先进思想观念，调和家庭代际矛盾。

3. 社区单位及养老机构的支持

随着我国人口老龄化的快速发展，居家养老功能的削弱，社区养老与非子女养老模式势必会成为重要的供给力量。城市社区可建立老年人医疗保健中心、老年人家务助理服务中心、老年人日间护理中心、老年人综合性服务中心和应急支援中心。目前家庭养老功能下降，机构养老发展不足，实行社会养老面临巨大困难，社区居家养老应作为社会转型期养老方式，这不仅关系到老年人晚年的生活质量，更关系到社区建设甚至社会和谐。建立全科医疗服务模式，对空巢老人建立随访档案并进行个体化评估，坚持定期随访和健康教育，尽可能为老年人解决棘手的生活事件，并开通医疗绿色通道。有资料显示，这种服务模式对老年人心理、生理健康和社会适应能力有统计学意义。

4. 空巢老人生活的改善

进一步改善空巢老人的生活质量还在于依靠合理和科学的养老保障体系。我国对于养老服务体系的构建已经明确规划，初步建立以居家为基础、社区为依托、机构为支撑的养老服务体系，并以服务体系更加健全，产业规模显著扩大，发展环境更加优化的功能完善、规模适度和覆盖城乡的养老服务体系为发展目标。在心理、经济、管理和制度上等多方面综合地为难以适应社会的空巢老人进行扶助。进一步规范专业养老机构的建设、培育和发展，规范养老护理服务的相关市场，通过以家庭养老为基础、社区养老为依托和机构养老为保障等多种方式来有效改善空巢老人的生活和生存质量。

3.3.9 展 望

空巢老人的社会现象是社会发展的产物，为了适应新时代社会的发展，势必需要对传统的养老方式进行改革。我国也在逐步建立适应我国国情的养老模式，明确以居家养老为基础，以社区养老为依托和以机构养老为辅助。但是未来需要改进的地方和挑战仍旧存在。社会公共养老服务尚不能满足我国老年人的多元化需求，尚缺乏健全的养老公共服务体系、养老服务行业标准和市场规范，从事养老相关行业的人力资源缺乏，从事相关行业的人员素质较低，难以提供较高的服务质量，相应的服务配套设施不够专业化等。另外还有地域的差异，养老公共服务的供给水平在不同省份之间具有显著差异，尤其是西部经济欠发达省份的相关养老体系保障不足。在研究方法上，大多仍旧是理论研究，多采用问卷调查和量表分析，缺少需要医务工作者等专业人士参与的实践研究。

（刘媛媛 张筱楠 靳凯琳）

参 考 文 献

班永飞，宋娟，吴孝勇，2013. 贵州省农村留守儿童问题行为特点及与社会支持的关系.中国儿童保健，21（1）：34-36.

蔡双全，郭帅鹏，2016. 农村留守儿童问题的几点思考.渭南师范学院学报，11（31）：39-43，79.

陈立新，姚远，2006. 老年人心理健康影响因素的调查研究——从人格特征与应对方式二因素分析.市场与人口分析，2：63-69.

陈晓敏，杨柳，2004. 现代化进程中的空巢家庭.中华女子学院学报，16（1）：35-38.

陈英姿，满海霞，2013. 中国养老公共服务供给研究.人口学刊，35（1）：22-26.

道格拉斯，瓦克斯勒著，1987. 越轨社会学概论.张宁，朱欣民，译.石家庄：河北人民出版社.

董珊珊，2015. 留守儿童心理健康与权利保护的社会支撑系统.管理观察，34（32）：32-34.

杜玲利，范志光，魏欣，等，2012. 城市留守儿童攻击行为与孤独感的研究.中国健康心理学，20（12）：1864-1866.

杜晓，赵晨熙，2011-02-10. 破解"空巢老人"困境遇三大"拦路虎".法制日报.

段成荣，吕利丹，王宗萍，2013. 留守儿童的就学和学业成绩——基于教育机会和教育结果的双重视角.青年研究，3：50-60.

段成荣，周福林，2005. 我国留守儿童状况研究.人口研究，29（1）：29-36.

段春花，陈长香，李淑杏，等，2013. 老年人对家人的关怀满意度与健康状况的相关性.河北联合大学学报（社会科学版），13（5）：7-9.

范淼，张旭，2012. 我国农民工养老保险制度存在的问题及对策.知识经济，13（18）：87.

范黔云，2011. 国有大型煤炭企业医疗保险的特点.河北能源职业技术学院学报，1（1）：48-49.

范志光，魏欣，杜玲利，2013. 城市小学留守儿童攻击性行为的研究.现代预防医学，40（13）：2426-2428.

冯强，2016. 长沙市关爱空巢老人活动计划.http://www.worlduc.c.2017-01-27.

傅素芬，刘爱伦，2000. 老年人生活事件评价、社会支持、心理健康的关系研究.中国行为医学科学，9（3）：55-56.

胡洋，宇翔，廖珠根，2015. 中国农村地区留守儿童意外伤害发生率的 Meta 分析.现代预防医学，23（42）：4240-4243.

胡长舟，冯玉韬，李秋丽，等，2013. 宁夏留守儿童抑郁情绪及相关因素分析.中华行为医学与脑科学，22（3）：246-249.

胡长舟，冯玉韬，李秋丽，等，2013. 宁夏农村留守儿童行为问题现况调查及影响因素研究.长治医学院学报，27（1）：2-15.

黄耀明，2012. 对空巢老人的心理关爱：国内外文化比较.中国老年学杂志，32（3）：646-647.

黄莹，2014. 大学生"御宅族"生活的调查研究——基于社会学和心理学的交互视角.黑龙江高教研究，32（11）：17-20.

贾守梅，时王洁，周浩，等，2007. 吕斌社区空巢老人焦虑抑郁状况及其影响因素调查.护理学杂志，22（14）：8-10.

江荣华，2006. 农村留守儿童心理问题现状及对策.成都行政学院学报.14（1）：71-72.

金璟，起建凌，张毅，2012. 适合我国农村低保标准的测定方法探讨.中外企业家，28（5）：145-146.

孔津华，张振新，明文，2011. 初中留守学生自我控制能力的探索与分析.中小学心理健康教育，10（14）：4-6.

兰燕灵，李艳，唐秀娟，等，2009. 农村留守儿童个性、抑郁症状及影响因素分析.中国公共卫生，25（8）：901-903.

黎志华，尹霞云，朱翠英，2013. 农村留守儿童情绪与行为特征：平均趋势与个体差异.湖南农业大学学报（社会科学版），14（3）：35-39，53.

李德明，陈天勇，李贵芸，2003. 空巢老人心理健康状况研究.中国老年学杂志，23（7）：405-407.

李德明，陈天勇，吴振云，等，2006. 城市空巢与非空巢老人生活和心理状况的比较.中国老年学杂志，26（3）：294-296.

李强，臧文斌，2010. 父母外出对留守儿童健康的影响.经济学，10（1）：340-360.

李硕雅，2011. 从全国第六次人口普查看我国人口问题.西安社会科学，10（1）：89-91.

李志刚，于涛方，魏立华，等，2007. 快速城市化下"转型社区"的社区转型研究.城市发展研究，5：84-87.

李志菊，2011. 空巢老人心理健康状况研究进展.中国老年学杂志，31（4）：719-722.

刘红，2011. 城市社区养老问题研究.现代企业教育，27（12）：163-164.

刘辉，许慧，曾海霞，2010. 农村留守儿童生活问题的调查与思考——基于 102 个访谈案例.农业经济与管理，1（3）：75-81.

刘沛妤，郭毅飞，刘军静，2011. 中老年人学习活动对身心健康的影响.中国健康心理学杂志，19（2）：194-196.

刘桃，王燕蓉，徐立琼，等.2015. 利川市农村留守儿童与非留守儿童行为问题调查研究.中国妇幼保健，30（35）：6307-0308.

刘晓慧，杨玉岩，哈丽娜，等，留守儿童情绪性问题行为与社会支持的关系研究.中国全科医学，15（10A）：3287-3290.

刘艳飞，2010. 东南沿海留守儿童类型及心理健康状况比较——以福州连江为例.福州党校学报，27（6）：53-56.

刘祖强，谭淼，2006. 农村留守儿童问题研究：现状与前瞻.教育导刊，上半月（6）：62-64，61.

卢慕雪，郭成，2013. 空巢老人心理健康的现状及研究述评.心理科学进展，21（2）：263-271.

罗惠芳，2006. 空巢家庭问题的研究现状.中华现代护理杂志，12（7）：601-603.

毛琪, 2012. 宅男宅女现象的社会学分析.湖北经济学院学报（人文社会科学版）, 9 (6): 35-37, 52.

毛奕文, 殷盛明, 2015. 空巢老人国内外研究现状.中国老年学杂志, 14 (35): 4058-4061.

潘金洪, 2006. 独生子女家庭空巢风险分析.西北人口, 111 (5): 17.

潘璐, 叶敬忠, 2009. 农村留守儿童研究综述.中国农业大学学报（社会科学版）, 26 (2): 5-17.

裴鹏, 2012. 谈留守儿童的社会问题.辽宁师专学报（社会科学版）, 13 (3): 114-115.

彭燕, 2007. 老年教育：解决家庭变迁中老年人问题.西华师范大学学报（哲学社会科学版）, 8 (1): 114-116.

秦海丽, 2010. 社会变迁中农村留守青少年越轨行为研究—— 以黄集乡中学为研究个案.山东建筑大学硕士学位论文.

秦海丽, 乔有力, 2009. 社会变迁中农村留守青少年越轨行为的成因及其对策研究.河北青年管理干部学院学报,
　　10 (6): 33-35.

伞硕, 2012. 现代青年"宅"现象透视及其社会因素分析.太原师范学院学报, 11 (1): 39-41.

石燕, 2008. 以家庭周期理论为基础的"空巢家庭".西北人口, 29 (5): 124-128.

宋洁, 石作荣, 崔宁, 2010. 空巢老人生活自理能力及其心理、社会相关因素.中国老年学杂志, 30 (12): 1727-1729.

宋珮珮, 2001. 论国外老年学的学科体系.中国社会医学杂志, 18 (3): 106-110.

孙莎, 2011 我国农村空巢老人的生活现状分析——基于湖北省阳新县、通山县的调查.科技创业月刊, 24 (13):
　　114-115, 117.

谭琳, 2002. 新"空巢"家庭——一个值得关注的社会人口现象.人口研究, 26 (4): 36.

陶芳标, 李罗, 2013. 初中留守儿童生活事件调查研究.中国校医, 27 (1): 1-3.

田清涞, 2014. 北京大学空巢老人居家养老问题调查.中国老年学杂志, 34 (14): 3996-4003.

王道春, 2006. 农村"留守儿童"犯罪原因及预防对策刍议.北京青年政治学院学报, 15 (2): 216-217.

王惠明, 张建凤, 贾娟娟, 2011. 合肥市空巢老人慢性病患病情况及社区护理需求的调查.护理管理杂志, 11 (12):
　　853-854, 862.

王玲凤, 施跃健.2008. 城市空巢老人的心理压力的调查.中国老年学杂志, 28 (14): 1415-1419.

王宗萍, 段吕郭, 2013. 我国农村留守儿童生存和发展基本状况——基于第六次人口普查数据的分析.人口学刊,
　　35 (3): 37-49.

韦丽琴, 2008. 包头市城区空巢老年人生活质量研究.山东大学硕士学位论文.

韦丽琴, 徐凌忠, 王英, 等, 2008. 包头市空巢老人生存质量心理因子的多因素分析.包头医学院学报, 24 (1): 22-24.

吴霓, 2004. 农村留守儿童问题调研报告.教育研究, 25 (10): 15-18, 53.

吴文炎, 2010. "空巢"老干部家庭现状分析.中国老年保健医学, 8 (2): 50-51.

吴荇, 2009.中国闪现闷居一族：宅男宅女是怎样炼成的.http://www. chinacourt. org/html/article /200803 /31/
　　294406.Shtm.l.2009 -08 -31.

武霞, 2012. 我国农村空巢老人养老保障问题探析.科技创业月刊, 25 (10): 86-87.

夏宁, 2010. 论我国社会养老保险体系面临的问题.现代经济信息, 30 (24): 28.

肖聪阁, 陈旭, 2009. 农村留守初中生依恋与应对方式的关系研究.心理发展与教育, 25 (1): 92-96.

晓文, 2017-01-17. "宅文化"易变懒虫文化.海南日报.

谢文标, 余欣欣, 2012. 初中学生心理应激源与主观幸福感的关系.阜阳师范学院学报（自然科学版）, 29 (4): 64-68.

杨芳, 付伟, 刘晓虹, 2012. 城市空巢老人负性心理及其影响因素研究进展.护理学杂志, 27 (1): 93-95.

杨丽丽, 刘苓, 查贵芳, 等, 2015. 安徽农村留守儿童校园人际关系的特点.中国健康心理学杂志, 23 (9): 1399-1402.

杨晓丽, 2015. 农村留守儿童犯罪问题及其防治措施探析.法制博览, 30 (36): 32-33.

尹德挺, 2007. 老年人日常生活自理能力的作用机理研究.人口与经济, 27 (4): 59-62 .

于洋, 2013. 当代大学生"宅"生活的心理解析.辽宁师专学报（社会科学版）, 14 (3): 65-67.

元帅，杜爱玲，杨世昌，等，2015. 国内留守儿童心理弹性 Meta 分析.中国健康心理学杂志，5（23）：764-768.

张静，2012."空巢"概念的界定和规范使用.中国老年学杂志，32（8）：1765-1767

张俊芳，2013. 我国城市空巢老人心理健康状况及社区护理现状.天津护理，21（3）：280-281.

张全亮，2011. 关于宿州市埇桥区留守儿童情况的调查与思考.科技信息，27（34）：361，360.

张璇，2013. 谁为他们赶走孤独——民族地区留守儿童现象一瞥.中国民族，56（8）：36-38.

张雪芹，吴洪美，贾曦，等，2010. 系统化管理对城市社区空巢老人健康状况的影响.中国全科医学，13（7）：712-715.

张翼，2012. 中国家庭的小型化、核心化与老年空巢化.中国特色社会主义研究，33（6）：87-94.

章亚男，诸艺方，2010. 我国养老保险制度改革下个人福利的评价.南京人口管理干部学院学报，24（6）：32-39.

赵芳，许芸，2003. 城市空巢老人生活状况和社会支持体系分析.南京师大学报（社会科学版），48（3）：61-67.

赵景欣，王焕红，王世风，2010. 压力性生活事件与农村留守儿童的抑郁、反社会行为的关系.青少年研究（山东省团校学报），2：1-6.

赵秀峰，2015. 中国农村留守儿童与健康状况研究.中国妇幼保健，35（30）：6169-6171.

中华人民共和国国务院.国务院关于加快发展养老服务业的若干意见. 2013-09-06.

周福林，段成荣，2006.留守儿童研究综述.人口学刊，27（3）：60-65.

朱焱，余石敉，2013. 不同类型农村留守儿童生活事件分析.中国学校卫生，34（2）：181-183，187.

Acosta P，2011.Female migration and child occupation in rural El salvador.Population Research and Policy Review，30（4）：569-589.

Aguilera-Guzmán RM，de Snyder VN，Romero M，et al，2004.Paternal absence and international migration：stressors and compensators associated with the mental health of Mexican teenagers of rural origin.Adolescence，39（156）：711-723.

Amitai M，Apter A，2012.Social aspects of suicidal behavior and prevention in early life：a review.International Journal of Environmental Research and Public Health，9（3）：985-994.

Bogdanova OV，Kanekar S，D'Anci KE，et al，2013.Factors influencing behavior in the forced swim test.Physiol Behav，118：227-239.

Davey A，Femia EE，Shea DG，et al，1999.How many elders receive assistance? A cross-national comparison.Journal of Aging and Health，11（2）：199-220.

Delany-Brumsey A，Mays VM，Cochran SD.2014.Does neighborhood social capital buffer the effects of maternal depression on adolescent behavior problems?.American Journal of Community Psychology，53（3-4）：275-285.

Duvall EM，1988.Family development's first forty years.Family Relations，37（2）：127.

Feng H，Liu J，Wang Y，et al，2011.Sociodemographic correlates of behavioral problems among rural Chinese school children.Public Health Nursing，28（4）：297-307.

Gifford-Smith M，Dodge KA，Dishion TJ，et al，2005.Peer influence in children and adolescents：crossing the Bridge from developmental to intervention science.Journal of Abnormal Child Psychology，33（3）：255-265.

Givaudan M，Pick S，2013.Children left behind：how to mitigate the effects and facilitate emotional and psychosocial development：supportive community networks can diminish the negative effects of parental migration.Child Abuse & Neglect，37（12）：1080-1090.

Guo J，Chen L，Wang X，et al，2012.The relationship between internet addiction and depression among migrant children and left-behind children in China.Cyberpsychology，Behavior and Social Networking，15（11）：585-590.

Iliffe S，Kharicha K，Harari D，et al，2007.Health risk appraisal in older people 2：the implications for clinicians and commissioners of social isolation risk in older people.British Journal of General Practice，57（537）：277-282.

Lee A，Wong SY，Tsang KK，et al，2009.Understanding suicidality and correlates among Chinese secondary school students in Hong Kong.Health Promotion International，24（2）：156-165.

Liu J，Wuerker A，2005.Biosocial bases of aggressive and violent behavior—mplications for nursing studies.International Journal of Nursing Studies，42（2）：229-241.

Massetti GM，Vivolo AM，Brookmeyer K，et al，2011.Preventing youth violence perpetration among girls.Journal of Women's Health，20（10）：1415-1428.

Turner RC，Seminerio MJ，Naser ZJ，et al，2012.Effects of aging on behavioral assessment performance：implications for clinically relevant models of neurological disease.Journal of Neurosurgery，117（3）：629-637.

Valtolina GG，Colombo C，2012.Psychological well-being，family relations，and developmental issues of children left behind1.Psychological Reports，111（3）：905-928.

Zhao X，Chen J，Chen MC，et al，2014.Left-behind children in rural China experience higher levels of anxiety and poorer living conditions.Acta Paediatrica，103（6）：665-670.

第4章 社会隔离人群的相关研究

4.1 有社会隔离经历人群出现的异常行为

4.1.1 行为主义学派的主要内容

20 世纪 20 年代，美国心理学家华生创立了行为主义心理学，也称行为学派。早期行为学派认为心理学属于自然科学，只能用观察的方法来研究，其中只有行为能够直接观察而成为科学研究的对象。但是人的心理和所谓隐藏在内心的欲望、驱动力、主观体验、意识和心理冲突，都是无法直接观察和了解的，也不能用科学方法来研究。新行为主义心理学家斯金纳的研究发现不仅可以观察和研究外在行为，而且还可以通过一定的方式研究内在的心理活动和内脏活动。

4.1.2 现代社会中的社会隔离现象

现代社会中的社会隔离现象主要是由于社会群体之间缺乏社会互动而导致社会群体出现疏远。引起社会隔离的因素既有客观的也有主观的，包括由制度和区位的差异等客观因素引起的社会隔离，还有由主观认同偏差引起的自我隔离。此外，现代社会隔离也可以从时间和空间两方面来解释。从时间的角度来看，随着科技的发展和进步，生活节奏越来越快捷，人们在有限的时间内往往更容易忽视原有的人与人之间真诚的面对面交流，大多是优先选择通过电子设备，借助于社交软件进行虚拟的或现实的人际交往，没有过多语言、表情和肢体上的互动交流。有调查研究显示，近 60% 被访者与邻居呈不认识的状态，而且大多数被访者与邻居的关系接近于陌生人，只限于见面礼貌性的问候。从空间的角度来看，由于区域的差异，城市与乡村之间、不同地域之间人们的联系减少。在当今的社会经济发展背景下，经济相对滞后区域的人们由于没有能力生活在通信便利的大城市，成为社会隔离的主要对象，尤其是空巢老人和留守儿童现象较为普遍。同时在大城市务工的农民工群体则由于难以融入城市本土人群的社会生活，而无法与城市本土人群建立相应的社交圈。

4.1.3　社会隔离与行为的关系

人的行为受生活环境影响。人生活的环境包括外界环境和自身环境，外界环境包括自然环境和社会环境，自身环境主要是指机体的内环境。自然环境可以影响社会环境，如气候和地貌等因素比较恶劣的地区，人们往往减少外出和不必要的人际交往，更容易出现社会隔离，进而也会影响该地区人们的行为特点。经济文化发达的地区更注重人们精神生活的品质，如通过定期举行体育比赛和组织巡回公益演出等形式来丰富人们的业余生活，进而也会影响该地区人们的行为特点。自身环境中的内环境从微观上解释是指人体细胞生活的环境，即细胞外液。如果细胞（尤其是神经元）生活的环境出现稳态失衡，就会引起控制行为的相关脑区出现病理生理改变，进而影响机体的行为。总的来说，只有机体适应自身所处环境，才能够更好地维持自身行为的有序性。

社会隔离是一种社会心理应激刺激，随着社会的发展和生活方式的改变，社会隔离现象包括空巢老人、留守儿童和"宅男宅女"等已经越来越普遍，对人类的身心健康产生了明显的负面影响，甚至增加精神疾病的发生率。如何阐明社会隔离引起异常行为的机制及建立有效的防治策略已成为社会学家、心理学家、生物学家和医学家所面临的巨大挑战。已有的社会隔离慢性应激动物模型相关研究提示，不同程度社会隔离后的实验动物出现行为异常，其机制与神经、内分泌和免疫等系统的结构和功能的病理改变有关。人类经历社会隔离的典型例子是已广为人知的"狼孩"。由于"狼孩"自出生起就被狼群抚养，没有机会学习人类社会中的各种生存技能，其在成年后出现明显的行为异常，如语言形成障碍、感觉异常、情感贫乏、运动功能异常、缺乏基本的人际交往能力和智力迟钝或落后等。在未成年期，有部分社会隔离经历的儿童在成年后，其行为和心理上出现了明显的发育迟缓，由于缺乏幼年期的人际交往的示范作用和学习过程，不能建立良好的人际关系，进而不能很好地适应社会，甚至会出现心理障碍和精神疾病。成年后经历了长期的社会隔离者，也会出现感官功能障碍，如产生幻视和幻听等，尤其是孤寡老人。已有研究显示，老年人经历社会隔离是引起老年抑郁的主要社会心理因素，而且社会隔离经历会进一步加重其精神疾病的症状。

4.1.4　社会隔离人群的异常行为对疾病的影响

社会隔离能够引起暴力行为的典型案例是美国弗吉尼亚理工学院曾发生史上最严重的校园枪击案，造成包括凶手在内 33 人死亡（凶手开枪自尽）。凶手有过社会隔离的经历，具有自我封闭的趋向及人格缺陷。社会隔离对于家庭的消极影响在于，慢性病儿童和青春期少年处于社会边缘使他们感到孤独和低估自我价值。

社会隔离过程在生活中是引起精神疾病和心脑血管疾病等的诱因之一。社会隔离能够增加老年人的卒中发病风险；有社会隔离经历的人往往是离婚、丧偶和"宅"在家里的人，由于较少参与社会活动，在某种程度上减少了自己与外界的联系，容易产生孤独感，进而诱发抑郁样行为，处于心理亚健康状态，其脑内的神经生化出现异常，有报道社会隔离可降低海马中 5-HT 的含量，使3,4-二羟苯酰乙酸的水平增高，多巴胺水平失衡，甚至形态学也出现病理改变，进而容易诱发卒中。社会隔离不仅影响个体的社会网络，也有可能使人（尤其是老年人）抑郁甚至自杀。一些研究表明，心理健康状态良好的老年人并不会随着年龄的增长而更加孤独，抑郁与社会隔离两者之间互相影响，互为因果，抑郁倾向容易引起社会隔离，而社会隔离作为社会心理应激刺激能够引起抑郁样行为。丧失亲人或配偶会容易导致老年人出现社会隔离，进而产生消极影响。

对老年人而言，负面的事件（如离婚和丧偶等）能够增加老年人经历社会隔离的风险；而正面的事件（如参与社会活动和隔代抚养）能够降低老年人经历社会隔离的风险。老年人的受教育程度越高经历社会隔离的风险越小。综合来看，男性社会隔离的风险比女性低，而在高龄老年人中，女性的人口比例显著高于男性，年龄越高则社会隔离的风险越高；经济条件越好，个体所获得的社会资源越多，经历社会隔离的风险就越低。在我国，新型城镇化进程中，老年人群体容易发生社会隔离。这种社会隔离体现在制度、社区、家庭和自我四个维度。由于老年人群体已经不再是为社会资源做贡献的主要群体，在社会活动中的话语权减少，老年人群体的利益难以在制度和社区的层面得以实现，进而引起其在制度和社区层面出现隔离。所以老年人群体无论在制度还是社区，甚至在家庭的层面都处于边缘化的状态，即发生非自愿的社会隔离。老年群体由于代际关系的改变，在家庭资源的分配和内部事务的决策中无法占主导地位，从而在家庭层面出现家庭隔离。老年人的生理功能已经开始退化，由于神经系统的退化而影响其对外界事物的认知功能，进而容易按照自我的思维模式去思考和认识事物，在个体层面进行自愿性的自我隔离。而且老年人群体对自我的困境有所认同，更愿意独自居住，进而在自我层面出现社会隔离。还有调查表明，农村留守老人因社会隔离而出现许多相似的异常行为。由于农村老年人的社交圈子狭窄，与外出务工的子女和其他人员沟通较少，与晚辈的思想观念具有很大的差距，从而容易出现社会关系的隔离。

综上所述，无论是年龄、环境还是地域的限制，经历不同的社会隔离后，均能引起不同程度的多种行为异常。人际关系紧张使有慢性病的人有社会隔离的高风险。当隔离产生后将会长期对他们本人和家庭产生影响。如果有社会支持的参与，患慢性病的人在心理上将会朝向良好的趋势发展，而且有效和充分的社会关系在其中的作用更为重要。随着科学技术的发展和研究的不断深入，引起这些异常行为的相关机制也会渐渐被研究、探讨直至阐明。

4.2　有社会隔离经历人群出现的认知障碍

4.2.1　概　　述

对于人类而言，环境和遗传因素使个体长期减少与外界社会的交流，会使个体出现可逆或不可逆的病理改变，进而引起认知功能障碍和行为异常。社会隔离实验动物模型出现认知功能障碍。对于人类，社会隔离在一定程度上破坏了认知能力。社会交往能力较高的人群具有较强的认知能力。增加社会交往可以预防和减缓隔离引起人类的认知功能下降。短期的社会支持干预可以增强痴呆患者的认知能力。

4.2.2　认知的含义

认知是指人们借助于感觉器官对来自其生存环境中的信息进行加工和处理，进而认识上述信息并加以应用。因为每个个体都有自己独特的认知过程，形成不同的认知策略，所以不同的个体会有不同的情感体验，表现出不同的行为。当个体经历社会隔离应激刺激时，其认知过程的特点及其对其行为的影响是目前研究的热点。在这个过程中，首先感觉器官将外界的信息输入我们的神经系统经整合后形成认知。认知的过程有神经系统和心理因素的参与，神经系统是认知形成的结构和功能基础，但是心理因素只是对认知的形成起到调节作用，可以将认知分析过程分为三个层次，包括心理层次、神经层次和认知层次。在整个认知过程中，都是由注意开始的，注意的概念至今并未明了，现在可以简单地将注意表述为心理活动的集中和聚焦。界定注意时，可以发现注意可以由意识所控制并且具有自主选择能力，所有信息以平行的方式传送到工作记忆中。由于工作记忆的容量有限，平行传递超越了其工作极限，在这个过程中，依据信息的重要性进行判断决定，较为重要的信息被精致化并产生了较为持久的信息表象而进入长时记忆，不重要的信息则被遗忘，这就是意识的基础。同时还有注意的能量模型，这个模型补充了后期选择模型的缺陷，主张每一个信息需要处理的能量是不同的。

4.2.3　空巢老人和留守儿童的认知功能

空巢老人和留守儿童在日常生活中很少与他人交流，当语言刺激减少时，这些个体在日常生活中注意力多集中或聚焦在单一物品或事件中，如观看电视等活动。在这些过程中注意转移相对群体环境较少，且刺激注意转移的原因多是由外界刺激知觉系统或机体的内部感觉系统导致的非心理性主动的注意转移,这就造成了主动进行注意转移能力较差,表现的结果就是好奇心下降或兴趣丧失等。与此同时,社会隔离人群由于长期生活在外界干扰较小的环境中,对注意的维持多是自主形成,其维持注意并没有受到相应的训练,选择有用信息的能力也未经训练,相应地选择信息所消耗的能量也相应增高。空巢老人和留守儿童最后常表现为其在处理问题时漫无目的,在与人交流时交流不畅,在交流中感到疲倦并且不能在交流中获取乐趣,从而逐渐对与人交流发生抵触,形成恶性循环,造成不期望进行交流,不能获取外界资源,并且内心压抑不能释放,形成恶性循环,导致其社会隔离状况越发严重。

4.2.4　社会隔离人群的记忆能力

随着注意转移的进行,环境中的各种信息便随着知觉系统进入工作系统而被评估、筛选和精致化,然后将有用的信息进行下一步操作,即记忆。赫尔曼·艾宾浩斯是实验学习心理学的创始人,他最早采用实验方法研究人类高级心理过程,从认知心理学的角度对记忆的实质和含义进行研究与分析。在现代心理学研究中,记忆的信息加工理论已经被广为认同。这一理论的主要内容如下,人类的记忆是由许多储存关联成分构成的系统,具有加工各种认知代码表象的能力,且认知代码可以通过控制过程从一个储存器转移到另一个储存器,且无须对刺激进行注意便可以产生一个认知代码。这些认知代码在未复述的情况不能被储存,反之则能被储存,在需要进行表达时,将储存的代码进行提取,而储存的代码之间可能会相互干扰。对人类的神经病学实验表明神经系统受刺激后,长时记忆的稳定性强于短时记忆。相对的记忆系统也可以是再构建系统而不是存取系统。在进行记忆时,接受了所记事物的初次刺激合并相对的背景效应,当想要在再构建系统中提取某些记忆时,一旦认知系统被环境中的线索被激发,就会进行重构,可是当线索力量较小时,重构可能就会失败。对于有社会隔离经历的人,在他们独特的环境下对不断重复的特定信息,如自己的名字或爱人的电话号码等重要信息,形成了十分深刻的记忆。在有社会隔离经历的儿童中常出现"神童",其在独自成长过程中,长时间关注一个特定的事物,如查字典、读日历或进行心算等。由于有社会隔离经历的人群很少接触外界环境，无法从外界环境中获得更多的信息，很难触发背景效应，因此其在正常生活中的记忆能力逐渐减弱，其社会技能相对薄弱，很难去适应社会生活。

各种短时记忆和长时记忆在经过处理后变成另一种符号系统进行储存，如图书馆对其相应的索引和序号进行相应的数目归类和存储，如何将记忆进行相应编码和排列也是认知的重要研究方向。内部词汇与接触的外部语意有一个复杂的对应关系且与可获得的信息有所差异，接触内部词汇时会促进随后的接触，称为重复启动现象，并且词汇在激活其语义相关成分时会更容易被提取。其重复启动现象和语义激活的现象提示知识在认知系统中是有一个复杂的关联结构，把关联结构形式模型化，符号网络是一种广泛使用的模型，每个成分是以联系的模式排列发生的，在这个模型中通常假设记忆搜索，即在网络节点之间按一定方向以隐喻运动的方式逐个节点地搜索，当搜索到需要的答案时搜索结束，否则继续搜索直到心理层面主动放弃。这些节点并不是由词所组成，而被认为是表象概念，并以类型—代码区分，即以一般类别（类型）和来自于词类别（代码）的特定熟悉的样例之间所形成的差异。有些例子表明节点之间并不是一个平铺的、逐层排布的网络系统，而是立体交叉的网络。在交叉的网络中，节点之间的连接强度具有差别，某些关系看似较疏远，如"救护车—白色"这样的关系，却具有很强的连接强度。节点之间的连接强度也不是一成不变的，它在不断修正的同时进行着不断强化或削弱、增加或减少之间的连接。当环境中接触的刺激较少时，节点之间相互连接的激活次数便相对较少，转为宏观概念就是社会隔离人群的知识结构单一，联想能力相对较弱，对社会的适应能力不佳。同时知识在认知系统的编码并非传统意义上的语义编码，而是一种特殊的表象概念。社会隔离人群接触事物较少，大多数通过图书、电视或网络接收知识，在某个事物认知的节点上其认知大部分停留在语义上，即对事物的认知较为浅显，缺少对事物全面系统的理解。

社会隔离环境的特殊性导致了其群体的认知特征与正常人群具有较大的差异，在对事物感知和提取问题上具有结构单一和认知浅显的特征，在语言的运用和逻辑推理上由于知识储备问题造成语言逻辑能力较弱、灵活性差和抵抗心理等。未成年人的神经系统的发育过程和老年人自身的神经元退化在社会隔离这个环境下，其神经系统的结构也会随着认知的改变发生退行性变化。这样的人群在社会生活中会被打上智商和情商较低的标签，相应的获取社会生存的资源也会减低。上面提到认知的分析过程由三个层次组成，且神经层次和认知层次关联较为紧密，在神经系统的研究中我们已经证明了社会隔离能够对其造成改变，那么认知的能力也可以作为心理治疗和（或）内外科治疗的另一个重要指标。在对社会隔离人群的恢复或治疗过程中，通过应用心理学方式和内外科对神经系统的调节共同作用，加上环境、经济、社会和制度的共同作用，才是我们解决这个社会问题的最好方法。

4.3 社会支持在抑郁情绪与孤独感之间的中介效应

4.3.1 医 学 生

随着现代医学的进步，医学处在一个越来越重要的位置上，医学生相较于其他大学生来说，学业压力更加繁重，从而造成了很多心理问题，许多的高校医学生存在抑郁情绪和孤独感这样的负面情绪。抑郁情绪是一种心情异常低落造成的不愉快的负面情绪，在个体的心理适应中造成负面作用，这种抑郁情绪不仅会影响医学生的身心健康，还会影响其对待生活的积极主动性，更有甚者会造成自杀等一系列的严重后果。孤独感也是现代医学生出现心理和行为问题的主要根源之一，作为医学生来说，专业的特殊状态使得医学生的孤独感相较于其他专业的大学生群体来说更加明显。当代医学生的学习阶段处在人生中的重要阶段，一方面面临着学业的压力，另一方面还面临着即将步入社会的就业压力，处在心理形成的重要阶段。医学生的抑郁情绪和孤独感受个人内向性格、社会支持、生活方式和压力等因素的影响，而社会支持对在抑郁情绪和孤独感之间有可能起中介作用。充分利用这些因素能够帮助医学生减少负面情绪，保持良好的心态，积极对待生活，使医学生身心健康，更好地投入到学习和生活中。

通过建立路径分析模型，研究"社会支持"这个变量，在"抑郁情绪"和"孤独感"这两个变量之间的中介效应，进一步探讨抑郁情绪影响孤独感的内在机制可为减少医学生孤独感提供相应的理论依据。有研究已经证实大学生普遍存在高度的孤独感。大量研究发现了抑郁情绪与孤独感间具有共生性。

有关大学生的社会支持度及其各维度与抑郁情绪的相关性分析表明，大学生的抑郁情绪与社会支持度和各维度呈显著负相关，表明社会支持程度越高，则大学生的抑郁情绪出现的就越少，反之，社会支持程度越低，大学生的抑郁情绪则会越重。社会支持分为主观方面和客观方面，主观方面是指在社会中受到尊重、安慰和给予情感的支持，对此类社会支持的满意度通常与其引起的个体自身情感的直接感受有关；客观方面则是指一种可见的支持，一般是指物质上给予的支持及社会关系层面给予的支持，此类社会支持不受个体情感上的影响。大量的研究表明，在社会支持的两方面，主观支持对于个体的影响更为显著，而医学生作为大学生中的一个特殊群体，学业压力大，自控的能力较强，闲暇的时间比较少，难以给予自己心理暗示及适当的娱乐活动，做不到自娱自乐，这种情绪会逐渐加深，遂发展成抑郁情绪甚至出现异常行为。

对于医学生来说，社会支持是维持医学生身心健康的重要途径。医学生的主观支持，可以帮助医学生降低抑郁情绪的发生。医学生应当丰富自我业余生活，学会疏导和发泄负面情绪，控制不良心态，主动地放松心情、排解压力。医学生的客观支持也是十分重要的，各个医学高校应当积极开展医学生心理教育活动，丰富学生业余活动，增加医学生的创造力，疏解抑郁情绪。只有提高主观和客观的社会支持程度，才能在一定程度上减少抑郁情绪的产生，降低医学生产生负面情绪的风险，促进医学生的身心健康。

对医学生来说，社会支持与孤独感也呈显著的负相关，即社会支持程度越高，孤独感程度则越低，反之，社会支持程度越低，孤独感程度越高。医学生繁重的学习任务导致少有时间参加业余活动及团体交流等活动，使得孤独感增加。有文献报道，青少年的自杀倾向与孤独感有关，所以增加社会支持程度是必不可少的一项措施。增加对医学生的社会支持程度，也可以降低孤独感的形成，降低自杀的风险率。

根据有关文献的报道，社会支持对社会孤独、情感孤独及总体孤独具有预测性，且社会支持、抑郁情绪及孤独感三者之间具有显著的相关性，社会支持在抑郁情绪与孤独感之间具有中介作用，社会支持分别与抑郁情绪和孤独感的形成呈显著负相关，缺少社会支持的个体会产生比较强烈的抑郁情绪。

抑郁情绪和孤独感本身就是心理问题的一种表现形式，对于医学生来说，此类负面情绪会极大影响其对生活的积极性导致学业的懈怠,甚至会影响到以后的工作和生活,应高度重视医学生的心理健康,减少孤独感和抑郁情绪的发生,提高社会支持程度,从而更好地帮助医学生度过这一个心理敏感时期,帮助他们解决孤独感和抑郁情绪等负面情绪。家长、学校辅导员多与学生交流,发现问题后给予关爱和心理疏导,以此来提高社会支持。同时,学校开展心理辅导课程帮助学生充分了解心理问题发生的原因,学会正确的认识及舒缓自身的情绪,以保证医学生能够身心健康,更好地投入到人类医疗卫生事业中。

具有抑郁情绪的个体往往缺乏自信,自我评价普遍下降,极易导致孤独感的产生。许多研究表明,在社会关系中,孤独感与负性情绪密切联系。但是抑郁情绪又是如何影响孤独感,抑郁情绪与孤独感之间的中间变量有哪些,目前尚未有明确的定论。

根据研究发现,抑郁情绪与孤独感呈显著正相关,抑郁情绪可能会导致孤独感增强,孤独感对抑郁情绪也可能具有正向预测作用,由个体内向性格、社会支持、生活方式和压力知觉等作为中介产生作用。内向性格、孤独感和抑郁情绪也呈显著正相关,个体本身孤独感越强,性格就会越内向,抑郁情绪就会越严重,而不同的性格特征也决定了孤独感的程度,同时也可预测抑郁情绪的程度。孤独感与抑郁情绪与压力具有相关性。随着就业压力的逐渐增强,医学生受到许多大大小小的挫折,这种挫折增加了自身对现实社会的无力感甚至逃避现实社会,进而自我隔离,孤独感也逐步增强,抑郁情绪就占了主导地位。另外,在生活方式上,当代医学生多为"90 后"独生子女,家庭情况的特殊性本就决定了他们的孤独感较强,不能自我适当调节,抑郁情绪也随之产生,抑郁情绪越严重则个体的孤独感程度越高。大学生在家庭中的亲密度分别与孤独感和抑郁情绪呈显著负相关,家庭关系越和谐,孤独感程度就越低,抑郁情绪发生情况也较少。同时家庭关系和谐也促进家庭亲人间的亲密度,而往往家庭成员之间情绪及沟通不畅时,学生及家庭成员之间都会有孤独感,负面情绪如抑郁情绪就会产生。社会支持的存在也是对孤独感和抑郁情绪的一种有效的调节,是保持大学生身心健康的重要因素,两者之间的中介作用则是我们未来将要探讨和研究的重点。

4.3.2　空　巢　人　群

当今社会随着人口老龄化趋势的日益严重，还有某些家庭结构的改变，空巢家庭成为一种社会现象。空巢人群呈逐年上升的趋势，其中空巢老人的数量上升最快。抑郁情绪不仅给空巢人群本身而且还给身边亲属带来极大的精神痛苦，还有不可预测的危险性。孤独感也同样是空巢人群中一种十分危害身心健康的负面情绪。空巢人群的抑郁情绪与孤独感是通过某些中介变量来相互影响的，其中社会支持起着主要作用。

现代生活环境中的各种压力作为应激源引起抑郁症的发病率逐年增高，尤其是由此发生的自杀事件对家庭和社会造成了极大的损失和危害。世界卫生组织官方网站发布全球抑郁症患者已达 3.22 亿人，全球范围内约有 4.3% 的人罹患抑郁症。抑郁情绪是空巢人群中多发且危害最严重的情绪之一。因为空巢人群在家庭中找不到可以依赖的人际关系，所以孤独感在空巢人群中最为突出。大量研究发现抑郁情绪与孤独感间具有显著正相关性。与配偶同住或者独居的空巢老人都易于有抑郁倾向，抑郁情绪可导致孤独感。另外，孤独感是引起抑郁症的危险因素之一，孤独感能够加剧抑郁情绪。在老年人生活中，孤独感与社会支持存在显著负相关，包括与客观和主观的社会支持呈负相关性，与社会支持利用度有负相关性。老年人的抑郁情绪与社会支持呈负相关，即拥有良好社会支持水平的老年人其抑郁情绪及孤独感较轻，增加老年人的社交网络支持可以减少其孤独感，并最终改善其认知功能。社会支持能够预测老年人是否具有抑郁倾向。老年人孤独感也可以直接预测感知社会支持。具有高度的抑郁情绪和孤独感的个体，其社会支持则较少，调动个体的积极情绪以及增加个体的社会支持可以减轻其孤独感。朋友的支持比家庭的支持更能够减轻个体的孤独感。但是到目前为止，大多研究都是横断研究，没有能够揭示在特定人群中社会支持、抑郁情绪和孤独感之间的因果关系。这也是今后需要开展的研究方向。

（1）城镇空巢人群中

城镇空巢人群是空巢人群中的一个大的群体，处在城市中的空巢人群，由于现代化城市的发展，人与人之间的交流逐渐减少，邻里之间几乎少有互相沟通与交流，而空巢人群尤其是空巢老人没有可以舒缓孤独的业余活动，时常会感到无聊，所以该类型空巢人群自觉孤独。而孤独感同样又可能造成城镇的空巢人群产生抑郁等负面情绪，导致更加严重的后果。而城镇空巢人群的孤独感更为强烈，在社会支持不足的情况下，孤独感越强烈则越会造成抑郁情绪的产生。只有提高社会支持的程度才能降低空巢人群的孤独感和抑郁情绪。对于城镇空巢人群来说，他们虽然具有一定的经济基础，但是主要用于购买生活必需品及一些医疗用品，此外还补贴自己的子女，并没有多余的精力及金钱来满足自身的精神需求，空巢人群缺少的是亲友的经济和精神支持，所以倍感孤独。随之产生抑郁情绪等的负面情绪还有各类心理问题。城镇的空巢人群居住的生活环境主要是社区，因此社区应当给予一定的社会支持。另外社区应当组织志愿者经常去探望社区空巢人群，给予他们关爱，解决他们的实际困难，也要联系他们的子女时常探望他们。社区还应当给予他们心理疏导，解决现有的负面情绪问题，从而充分发挥社会支持的作用。

（2）非城镇空巢人群

非城镇空巢人群也是一类特殊的人群，由于现代化的社会需求，越来越多的非城镇人口进入城镇务工，留于家中的只有老人与孩子，有调查表明我国农村的空巢老人所占比例已经达到 38.3%。随着社会的发展，非城镇人群逐渐增多，并且一些心理问题渐渐地显现，社会支持对降低孤独感和保持身心健康方面具有积极主动的意义。非城镇空巢老人的孤独感系数远高于城镇空巢老人。非城镇空巢老人缺乏家庭成员之间的交流和社区活动等，还因其经济生活水平较低，使他们对子女的依赖程度更高，精神诉求更加强烈。如果非城镇空巢老人与子女极少见面交流的话，将使他们倍感孤独，并且产生抑郁情绪。

对于非城镇空巢人群来说，有必要采取措施提高社会支持，应在农村的基层组织建立完善的社会支持系统，给予农村空巢老人经济上的帮助，建立完善的信息系统以方便他们与子女联系，提高子女情感支持，招募志愿者在空闲时照顾他们的生活。

（3）高知识水平空巢人群

已有研究提示在空巢人群中社会支持分别与抑郁情绪及孤独感呈负相关，这在知识文化水平较高的空巢人群中更加显著。由于这类空巢人群知识文化水平较高，所以对自我的理解及情绪的舒缓会有一定的提高，同时，其自身的兴趣爱好比较广泛，积极参与各类活动，会减少产生负面情绪的风险，且自身经济压力和生活困难较小，有大量的时间完成自己的兴趣爱好，但是也存在一定的孤独感，所以仍有必要提高对其的社会支持度。应当联合社区组织一些诗词书画及音乐舞蹈等活动交流，更加丰富他们的业余生活，也可以调动他们的积极性组织他们进行志愿活动，降低他们的孤独感，也减少抑郁等负面情绪的产生，以免造成更加危险的情况发生。

（4）低知识水平空巢人群

对于知识水平较低的空巢人群来说，大多存在经济、生活和医疗上的困难，也没有太多的兴趣和爱好丰富自己的生活，容易感到孤独，甚至产生抑郁等不良情绪，只有提高社会支持度，才可降低该类空巢人群的孤独感与抑郁情绪。所在社区或所在村委会应当帮助解决该类人群的实际经济与生活困难，组织医疗活动，进行一些必要的知识宣讲，适当提高他们的知识水平，教会他们使用社交软件及工具，以便更好地与自己的家人交流，感受到家人的支持与关爱。

（5）工作空巢人群

有文献调查研究显示，仍在工作中的老年人获得的主观与客观社会支持都显著高于已经退休的老年人，并且从中能获得更高的幸福感。在工作中，空巢人群可以与同事交流，从中获得社会支持，所以不太感到孤单。

正在工作中的空巢人群，应当加强这种同事之间的支持度，加强人与人之间的沟通，学会向同事倾诉，不断加强与同事之间的这种社会支持度，从而得到心理上的慰藉，使得他们的身心更加健康。对于没有工作或已经退休的空巢人群来说，让他们走出家门才是重中之重的事情，大力开展社区文化活动，丰富他们的业余生活，开展心理讲座和关爱行动等。政府及相关机构对空巢人群社区建设应给予大力的支持，建立完善的卫生服务系统，帮助空巢人群解决实际的医疗问题。开展心理疏导活动，让更多的空巢人群参与进来，提高主观的社会支持，学会认识心理问题，学会自我解决和自我发泄不良情绪，保持身心健康，减少孤独感，让空巢人群能够拥有健康的心理环境。

（丁乙桐　翟秀丽　罗忠仁　汲　源　薛　莹）

参 考 文 献

白玉红，2008. 某校大学生抑郁症患者社会心理影响因素的调查.中国校医，22（2）：183-184.

陈抗，2010. 大学生孤独感、社会支持状况对主观幸福感的影响研究.华东师范大学硕士学位论文.

程静，马颖，王德斌，2014. 安徽省农村空巢老人孤独感现况与社会支持的相关性.中国老年学杂志，34（13）：3773-3774.

程冉，王玉锋，2012. 领悟社会支持对大学生抑郁情绪的影响.中国健康心理学杂志，20（6）：907-908.

方曙光，2015. 社会排斥理论视域下我国失独老人的社会隔离研究.江苏大学学报（社会科学版），17（3）：73-78.

付桂芳，2010. 大学生社会支持与抑郁情绪的关系探讨.医学与社会，23（8）：83-84，90.

郭星华，储卉娟，2004. 从乡村到都市：融入与隔离——关于民工与城市居民社会距离的实证研究.江海学刊，46（3）：91-98.

郝磊，蒙杰，何颖，等，2015. 艾宾浩斯错觉的脑形态学机制及其与冲动性人格的关系.中国科学：生命科学，45（7）：685-694.

胡晓檬，2007. 群体力量：个体自杀的始作俑者.中国图书评论，21（10）：16-20.

姜乾金，2015. 医学心理学. 北京：人民卫生出版社.

雷铭，罗路，马士棋，等，2013. 早期社会隔离构建精神分裂症动物模型的行为学和神经生物学特征.生理学报，65（1）：101-108.

李德明，陈天勇，吴振云，等，2006. 城市空巢与非空巢老人生活和心理状况比较.中国老年学杂志，26（3）：294-296.

李美燕，2010. 大学生社会支持与孤独的相关研究.医学与社会，23（4）：97-99.

李密密，张国琴，李琰，等，2017. 妇幼保健人员对产后抑郁认知问卷的编制及评价.中国健康心理学杂志，25（4）：566-571.

李越，赵万林，2014. 中国社会隔离的主要成因试析.青春岁月，32（3）：244.

梁秋霞，李艳怡，杨思慧，等，2006. 农村老年人孤独感与生活状态的相关性研究.中国老年学杂志，26（9）：1259.

林李楠，2008. 社会隔离、教育成层和文化融合——基于中美两次校园凶案事件对大学功能和理念的反思.比较教育研究，30（3）：11-15.

凌宇，钟斌，蚁金瑶，等，2009. 孤独感与社会支持对青少年抑郁的影响.中华行为医学与脑科学杂志，18（6）：551-553.

刘学明，2011. 后奥运时代大学生体育意识与体育行为之研究.宁波大学硕士论文

马素红，2014. 在校硕士生的社会支持度及其与孤独感的关系.中国健康心理学杂志，22（3）：452-453.

潘泽泉，2007. 社会网排斥与发展困境：基于流动农民工的经验研究——一项弱势群体能否共享社会发展成果问题的研究.浙江社会科学，22（2）：98-103.

潘泽泉，2008. 国家调整农民工政策的过程分析：理论判断与政策思路.理论与改革，20（5）：59-61.

盛年，于会艳，刘黎青，2008. 老年抑郁症概况.中国老年学杂志，24（6）：578.

唐杏明，邹朝晖，方慧苹，等，2012. 维持性非卧床腹膜透析患者社会支持状况的调查分析.实用医学杂志，28（14）：2451-2453.

田鹏，陈绍军，2016. 从村落到社区：新型城镇化进程中老年人社会隔离研究——以河南省新乡市 Y 社区为例.西北人口，37（04）：75-81.

王恩龙，韩丽云，2017. 中外选手对传统武术节的认知差异研究——以第六届世界传统武术节为例.湖北体育科技，36（2）：101-105.

王庆华, 杨玉霞, 丁志荣, 等, 2007. 空巢老人生活质量与心理健康的相关研究.中国老年保健医学, 5 (4): 96-98.

王新燕, 张桂青, 2013. 车祸发生后中学生急性应激的症状反应特点.中国健康心理学杂志, 21 (12): 1872-1874.

韦艳, 刘旭东, 张艳平, 2010. 社会支持对农村老年女性孤独感的影响研究.人口学刊, 182 (4): 41-47.

魏万青, 2008.从社会排斥到融入——对民工社会融合研究范式的转变.华中农业大学学报(社会科学版), 27(6): 23-28.

吴芳, 刘神毅, 2010. 强制隔离戒毒人员的情感缺失与重构——以再社会化理论为视角.中国药物滥用防治杂志, 16 (6): 349-353.

吴捷, 2008. 老年人社会支持、孤独感与主观幸福感的关系.心理科学, 31 (4): 984-986.

肖征, 2005. 关于大学生心理健康的调查与分析.辽宁师范大学学报 (自然科学版), 28 (1): 115-118.

谢青萍, 王诚, 李涌瑜, 2013. 浅谈被遗弃孩子的不健康心理特征.新余学院学报, 18 (06): 150-151.

徐小林, 丁松宁, 赵华硕, 等, 2010. 社区空巢老人生存状况及社会支持状况.中国老年学杂志, 30 (20): 2973-2975.

薛莹, 徐红, 徐岩, 等, 2017. 医学生内向性格与社会支持在抑郁情绪与孤独感之间的中介作用.中华行为医学与脑科学杂志, 26 (9): 820-824.

阎晗, 2012. 社会工作视角下农村留守老人现状需求问题初探.现代交际, 25 (11): 24.

杨小义, 邓新梅, 王滔, 等, 2016. 基于视觉认知特性的聋哑学生无障碍教学探讨.重庆与世界 (学术版), 32 (12): 31-33.

姚永珊, 张红, 张硕, 等, 2016. 农村留守老人的社会隔离问题调研.新西部 (理论版), 16 (8): 16-17.

翟德春, 潘秀丹, 韩素玲, 2006. 医学生抑郁、焦虑症状的流行学特征及相关因素分析口.中国学校卫生, 27 (3): 217-219.

张超, 2011. 青少年压力知觉、孤独感和抑郁情绪关系研究.曲阜师范大学硕士学位论文.

张锋, 黄希庭, 郭秀艳, 2008. 重复启动对时序知觉的影响.心理学报, 40 (7): 766-773.

张丽芳, 邓日昌, 2013. 家庭功能与大学生情绪表达性、孤独感的关系.心理与行为研究, 11 (2): 223-228.

张丽美, 2014.90 后独生子女大学生孤独感研究.长江大学学报 (社会科学版), 36 (9): 183-185.

张连云, 2011.农村留守儿童社会支持与孤独感的关系.中国特殊教育, 17 (5): 80-84.

张硕, 陈功, 2015. 中国城市老年人社会隔离现状与影响因素研究.人口学刊, 37 (4): 66-76.

赵凌云, 赵文, 2013. 差异化的社会距离——论城郊结合部群体间的社会关系.农村经济, 30 (2): 11-15.

周丽, 于世刚, 2015. 大学生孤独感研究.社会心理科学, 30 (11): 28-34, 47.

周维维, 2011. 学前流动儿童心理状况调查——以浙江湖州市为例.农村经济与科技, 22 (9): 125-129.

朱琳颖, 2015. 老年人社会支持、孤独感与生活满意感的关系研究.河南大学硕士学位论文.

Carter B, Qualter P, Dix J, 2015.Social relationships, loneliness and adolescence: the potential for disruption by chronic illness.J Child Health Care, 19 (4): 421-422.

Golden J, Conroy RM, Bruce I, et al, 2009.Loneliness, social support networks, mood and wellbeing in community-dwelling elderly.Int J Geriatr Psychiatry, 24 (7): 694-700.

Holt-Lunstad J, Smith TB, Baker M, et al, 2015. Loneliness and social isolation as risk factors for mortality: a meta-analytic review.Perspect Psychol Sci, 10 (2): 227-237.

Kim ES, Park N, Peterson C, 2013.Perceived neighborhood social cohesion and stroke.Soc Sci Med, 97 (1): 49-55.

Preller KH, Pokorny T, Hock AE, et al, 2016.Effects of serotonin 2A/1A receptor stimulation on social exclusion processing.Proc Natl Acad Sci USA, 113 (18): 5119-5124.

Prieto-Flores ME, Forjaz MJ, Fernandez-Mayoralas G, et al, 2011. Factors associated with loneliness of noninstitutionalized and institutionalized older adults. J Aging Health, 23 (1): 177-194.

第 5 章 怎样应对社会隔离现象

5.1 减少和避免社会隔离经历

有针对性地采取一系列干预措施，减少社会隔离群体的产生。对于由于社区和住房引起的社会隔离，可以通过调整住房政策进行干预；对于由于医疗防治引起的社会隔离，则需要根据患者的患病情况，进行有效的干预，在医患关系融洽的条件下，适当地减少社会隔离的危害。在干预过程中，需要注意以下几个原则：遵循社会道德准则，在患者可接受的标准上增加社会互动，采用已经验证的与减少特定隔离行为相关且可行的方法。干预的方法可以依据社会分层模式，进行逐层干预，即从社区、组织和人三个层面逐层干预。因此，干预可能被视为以社区为基础的干预、与工作相关的干预和增强家庭的支持等。在干预过程中，需要建立相应的评估体系，以利于医疗专业人员能够明确地考虑干预措施的有效程度，根据需要进行进一步的改进。

5.2 正面的社会支持

社会支持是由 Raschke 最早提出，是指通过社会关系，个体与他人或群体之间进行互换社会资源，产生的社会互动关系，涉及行为、认知、情绪和精神等方面心理活动的整合。在社会支持中，个体通过社会活动获得他人的情感、工具和交往等支持来解决困难，得以更好地维持日常生活的正常运行。社会支持包括正式和非正式的社会支持。各级政府和机构等提供的社会保障制度、医疗保障制度和助老政策等支持形式是正式社会支持；家庭成员、邻里和朋友等提供物质、情感和行为等支持是非正式社会支持。社会支持主要通过主效应模型、缓冲作用模型和动态模型三种作用机制而发挥作用。主效应模型的机制是无论压力程度怎样，社会支持对个体的身心健康都有直接的促进作用。缓冲作用模型的社会支持是通过缓解压力来调节个体身心状况和认知功能，以保持个体的身心健康。社会支持可以通过提高个体对自我能力的主观感知，降低对压力事件危害性的评价和提供直接降低压力事件负面影响的策略。在动态模型中，来自环境中的作用于个体的应激刺激和社会支持互相影响，二者同时作为自变量可以直接或间接的影响个体的身心健康，而且二者的关系可以随着时间的变化而发生改变。另外，社会支持也可从生理水平进行干预，以保证个体的身心健康。单位和组织可以通过完善身心健康培训机制，建立身心健康监测机制，发展健康评价机制，强化健康环境管理，使员工能够保持较好的心理状态。建立完善的咨询机构和合理的制度，发展健康产业，建立合理的制度，以辅助提升身心健康状况。

将由于各种原因经历相似社会隔离的人群组织在一起，形成相应的社团，并进行相应的帮助。在慢性病患者群体中，已经通过建立顾问团队给予支持和帮助，并有明显的效果，如建立乳腺癌康复社团、丧亲辅助团队和戒酒协会等。扶助团队或个人通过有针对性的帮助，不仅有助于慢性病患者或残疾人治疗疾病，更有助于帮助他们改变由慢性病或缺陷导致的负面影响。这些专家扶助团队通过提供咨询服务，能够帮助社会隔离人群增加自尊，提供对疾病防治有价值的信息，建议有效的治疗方式，协助制订有效的干预措施帮助他人，向有隔离经历人群提供服务或关怀。通过社会服务中心、学校和图书馆甚至电话薄的黄页都能够帮助找到支持团队和有用资源的信息。网络媒体等渠道也是获得支持团队和资源列表信息的来源。此外，借助图片、影像、录音等方式对隔离人群也有帮助。社会活动组织应该帮助孤立的和无法适应外界生活的个人融入社会，或帮助其建立良好的生活方式。大多数慢性病患者经济资源有限，由于治疗中需要付出的精力会导致其完全丧失社交活动，这时需要社会活动组织进行干涉，如有慢性病患儿的父母，需要在社会活动组织的帮助下，暂时不照顾患儿，而参加一些社会活动。对于大多数人来说，信仰提供了重要的社会联系并且赋予生命意义。个体在信仰中表达的感受会给自身带来精神幸福感。精神上的幸福感能帮助个体与其所处环境和谐地融合在一起。因此，社会隔离经历者在某些意义上借助信仰和宗教支持与他人分享对生命和疾病的新认识，这种聚会和交流能够使个体的身心得到满足。

5.3　家 庭 干 预

1. 重建家庭网

保持或重建家庭网必须考虑到委托人的隔离类型和隔离者的意愿并以此来制订相应的策略。专家可以与最适合的家庭成员（可以是隔离者的父母、兄弟、姐妹和子女）取得联系，建议其与隔离者进行交流互动，帮助他们与隔离者重建家庭关系。但是很难促进关系冷淡的家庭成员重新与隔离者建立良好的社会关系。对那些感兴趣并且愿意建立正常社会关系的家庭成员来说，专家必须依据家庭成员的位置或接近隔离者的程度来指导重建社会关系网。隔离者同意和家人生活在一起时，家庭的居住空间将需要评估，不仅要考虑睡眠的空间、温度及通风等因素，而且还要考虑私人空间和私人财产，这对于家庭成员来说也很重要。教育家庭成员和隔离者怎样尊重他人的隐私，这是帮助他们平稳过渡的一种方式。新构建的家庭关系，如结婚和领养子女等可促进被隔离者的身心健康，婚姻伴侣和亲子关系等社会关系对有隔离经历的个体来说，都能引起其生理和心理上的满足感。

2. 了解家庭关系

家庭存在的意义依附于爱、权利和冲突，需要充分了解家庭成员之间的关系。通过对不同的个体观察，依据控制策略的发生频率能够设计出专业的干预方法。在温馨的家庭氛围中，更容易建立良好的社会关系。在一些家庭中，爱被认为是紧紧团结在一起，而在另一些家庭中，爱被认为要相互独立。爱和权利可以发展或被认为要么是"金字塔"（由高到低）的关系，要么是"圆"（平等）的关系。冲突可能是一种联系，也可能是疏远，它可以通过叫喊和侮辱的方式表达，也可以通过安静和声明的方式表达。尤其是需要了解夫妻之间的关系，和谐的夫妻生活无论在生理和心理上都对维持双方的健康有着极其重要的作用！

3. 用社区资源来保持家庭和睦

使用社区资源，如支持团队是帮助保持家庭和睦的一种方法，家庭成员利用支持团队的个人经验作为参考。例如，癌症患儿的家庭寻找方法去帮助他们的孩子处理化疗引起的隔离。当必要的时候，医疗专业人员可以把隔离者和他的家人推荐给精神科医生或社会工作者去帮助他们克服精神压力。家庭相关的干预措施广泛成功地实施需要有敏锐的感知能力，而且要影响隔离者及其家庭成员。

5.4　通信技术的合理利用

借助通信技术，在一定程度上能够缓解社会隔离对社会隔离人群身心上的负面影响。医疗机构的专业人员可以借助电话等通信设备了解患者的健康状况。由于身体健康原因不能外出的老年人和患者可以通过网络媒体等方式与外界沟通，来减轻自身的孤独感。而且借助通信设备，也能够帮助社会隔离人群增加与家人和朋友接触的机会以及找到新朋友。通过借助通信设备参与的一些娱乐方式，如听音乐和适当地玩电子游戏对社会隔离者也有帮助。需要注意的是通信技术是一把"双刃剑"，合理有效的利用，能够对社会隔离人群起到正面的作用，但是过度沉迷会诱发社会隔离甚至加重社会隔离应激刺激对隔离者的伤害。

5.5　建立身心健康的生活模式

1. 建立科学健康的个人生活方式

健康的生活方式不仅需要物质上的保障，还需要有健康的精神生活。在物质方面，每个人的生活都是由衣、食、住和行组成。在穿着方面，需要量体裁衣，注重服装原材料的环保性能和服装设计中的服饰功能。在膳食方面，需要因人而异，制订合理的膳食结构，避免暴饮暴食、偏食和节食等不良生活习惯。在居住方面，需要选择适宜的地方居住，合理安排好个体的居住空间。在行动方面，养成良好的生活规律，适当地进行体育锻炼。在精神方面，要树立正确的人生观和价值观，培养自身的高尚品德和高雅的爱好。

2. 提高个人身心健康意识

在现代社会生活中，处于不同生命阶段的人群会面临着不同的压力，如学业、就业和情感等方面的压力，这些压力过度会损害个体的身心健康。社会隔离也是压力中的一种，属于社会心理压力。而提高个人的身心健康意识，首先要认识什么是压力。压力也称为应激刺激，这一现象的发现是源于生理学家Selye 的实验研究，在实验中对实验动物给予持续高度的压力后，实验动物的肾上腺皮质释放大量的糖皮质激素，除此之外，当实验动物遇到紧急情况时，交感–肾上腺髓质系统也处于激活状态，两者都是为了更好地应对损伤机体的有害刺激。应激刺激可以是来自于环境毒物和有害微生物等对机体造成的伤害，还可以是来自于社会隔离和家庭矛盾等社会心理因素对机体造成的伤害。从心理学角度理解，压力是个体感到自己的能力无法得到满足时而引起的身心紧张状态。压力包括短期突发的压力，如地震和车祸等，也包括长期的持续压力，如慢性疾病和工作压力等。来自外界和自身的压力能够使个体出现身心不适，进而引起其与周围的生活环境不适应，表现出焦虑、情绪激动、易激惹和自信心下降等。这些负面情绪能够使人们的认知能力降低，使其不能够很好地适应社会，进而影响身心健康。提高个人身心健康意识主要通过学会管理情绪，有效地减缓自身压力。情绪管理是指个体能够引导、调整和控制自己和他人的情绪，以保证自己和周围的人处于身心健康的状态，更好地适应周围的环境。情绪管理能力越强，身心就越健康，反之亦然。在一定程度上，情绪管理能力能够缓冲工作压力对身心健康造成的负面影响。

3. 提高自身教育

教育作为重要的资本能够影响个体对经济和社会资源的获得，进而影响人们的身心健康。教育能够影响个体的社会经济地位，直接决定个体的物质回报。受教育程度越高，越容易获得收入较高的工作，从而能够在良好的物质基础上，维持较好的生理健康状态，使个体具有较好的心理满足感和幸福感。

受教育程度高的个体往往有更多的机会获得医疗保健知识，更能够养成良好的生活习惯、科学的生活方式和积极的生活态度。受教育程度高者能够获得更多的社会支持资源，如通过社会活动获得更多的心理和情感支持，以保证良好的身心健康。而受教育程度低的人往往从事收入回报率低的工作，难以保证其维持健康的生活方式和社会交往，易产生沮丧、焦虑、紧张和压抑等负面情绪，影响个体的身心健康。

4. 科学合理的运动

科学合理的运动不仅能够有效地帮助维持身心健康，而且还能够预防和治疗身心亚健康状态。在不同人群中常见的运动方式主要包括太极拳、瑜伽、广场舞和青少年校园运动。有研究表明科学的有氧运动能提高自我知觉和自信心，能够有效地缓解心理压力和加强社会人际关系。太极拳是我国传统的体育文化瑰宝，能够在运动的基础上，通过神经系统的调节使人的情绪平稳，心理处于健康状态，做到身心合一，有效地促进身心健康。瑜伽起源于印度，要求姿势、呼吸和冥想相互协调和统一，注重身体和精神的自然感觉等。瑜伽能够有效地按摩人体的内脏器官，调节自主神经功能，能够减缓心理压力，对身心健康具有积极的影响。广场舞是中老年人常采用的活动方式，能够有效地改善老年人的人际关系，带来快乐，使生活更有规律，提升睡眠质量，甚至能够在一定程度上改善腰酸背痛等躯体不适症状。青少年校园体育运动是共青团中央、教育部和国家体育总局制订的相关规定和政策。中小学生正处于生长发育的关键时期，需要保证每天锻炼一定的时间，提高中小学生身体健康水平，有效地改善焦虑和抑郁等不良情绪，减少攻击性行为和暴力行为等不良的反社会行为，促进青少年的身心健康发展。

5.6 系 统 训 练

迄今为止，还没有针对社会隔离应激刺激而设计的有效的系统训练方法。这也是未来需要进一步去实现的工作。但是通过已有的研究，可以为未来工作提供有力的支持。已有研究发现通过系统的阅读和语言训练，可以改善和调节大脑的可塑性。通过磁共振等方法检测分析发现，系统地语言学习对大脑皮质的功能有显著的影响。对有中西方文化背景差异的人群进行数学计算训练的研究发现其参与的神经环路具有各自的特异性，这也提示了针对不同文化背景的社会隔离人群需要设计特异性的系统训练进行干预。有关从幼年到成年后的神经网络研究提示了注意力训练对大脑可塑性的影响。在幼儿阶段进行自我调节训练能够显著影响成年后的脑功能。另外通过计算机的数据处理等神经信息学方法也能够提供有意义的依据。虽然有关影响大脑可塑性的基础研究报道很多，但是真正意义上通过系统训练能够影响大脑可塑性的报道却为数不多，主要原因是短期的训练调节往往很难对大脑的可塑性产生可以检测到的变化，虽然已经有尝试通过冥想和声波干预等训练方法来影响大脑的可塑性，但是有些训练并不适用于普通大众人群，也难以推广应用。因此，如何设计出短期内能够比较容易掌握的系统训练并改善社会隔离应激刺激引起的伤害，这是未来需要进一步开展的工作。

5.7　药　物　干　预

目前，尚无适用于社会隔离应激刺激引起异常行为的特异性防治药物。主要还是当这类人群出现精神疾病后，再进行相应的临床治疗。尽管如此，采用社会隔离实验动物模型进行研究，已经提供了大量可以考虑的防治药物，包括前文提到过的 5-HT2C 受体拮抗剂和反向激动剂。

5.8　其　　　他

除了上述方法外，还可通过培养和专注于有益身心健康的其他爱好和兴趣来缓解社会隔离应激刺激造成的伤害，包括读书、听音乐、练习书法和绘画等。另外，照顾宠物也是一种很好的干预方法，与宠物之间的交流互动可以在一定程度上弥补社会关系的不足。

总之，凡是能够有助于机体维持稳态的各种干预措施都能够帮助降低社会隔离应激刺激对机体带来的伤害。通过心理干预、社会干预、行为干预、药物干预和物理干预等多种方法综合防治社会隔离应激刺激引起的相关异常行为是科学家们未来需要进一步探索的方向。

（邢　悦　李怀锐　余伟志　林永忠）

参 考 文 献

杜继淑，王飞飞，冯维，等，2007. 大学生情绪管理能力与心理健康关系研究.当代青年研究，26（10）：63-67.

傅纳，郑日昌，2009. 宠物犬的社会支持作用机制.中国心理卫生杂志，23（12）：903-908.

郝晓宁，薄涛，2012. 我国城市老年人口的社会网络及社区养老分析——基于北京市的抽样调查.中国卫生政策研究，5（2）：17-23.

胡荣，胡康，2007. 城市居民的社会交往与社会资本构建.社会科学研究，28（4）：98-103.

江西省电力科学研究院员工身心健康课题组，2012. 基于全寿命周期的员工身心健康管理体系探索.江西电力，36（5）：47-50.

李晓武，2011. 高校研究生身心健康的主要影响因素及干预策略研究.吉林体育学院学报，26（6）：111-113.

林朝晖，朱美娟，谢其鑫，2012. 城市中间阶层休闲活动与工作压力及身心健康的关系研究.昆明学院学报，34（6）：98-102.

罗军，禹玉兰，2011. 公务员工作压力、情绪管理与身心健康关系的研究.中国卫生事业管理，28（9）：709-712.

吕晓昌，杨剑，韩建伟，等，2013. 中小学生身心健康现状与运动干预的研究.体育学刊，26（4）：106-110.

毛平，2010. 不同治疗方案对颅脑损伤患者家属心理健康的相关影响因素研究.中南大学硕士学位论文.

聂伟，风笑天，2015. 教育有助于改善身心健康吗?——基于江苏省的数据分析.人口与发展，21（1）：50-58.

单婷婷，2007. 男性犯罪青少年社会支持、应对方式与人际信任的关系研究.广西青年干部学院学报，17（2）：11-13.

陶裕春，申昱，2014. 社会支持对农村老年人身心健康的影响.人口与经济，34（3）：3-14.

汪星梅，罗文建，陈小异，等，2014. 跳广场舞对老年人身心健康的影响.中国老年学杂志，34（2）：477-478.

王雁飞，2004. 社会支持与身心健康关系研究述评.心理科学，27（5）：1175-1177.

韦艳，刘旭东，2010. 社会支持对农村老年女性孤独感的影响研究.人口学刊，31（4）：41-47.

许锁迪，2012. 健身会所女性会员有氧锻炼对于提高身心健康自评水平的研究.浙江体育科学，34（2）：107-109.

杨辉玲，2009. 瑜伽教学对女大学生身心健康的实验研.黑龙江科技信息，12（36）：299.

杨祥全，2003. 太极拳对普通大学生心理健康影响的实验研究.天津体育学院学报，18（1）：63-66.

姚金泽，2010. 大学生道德教育社会支持系统的理论初探.辽宁经济，28（5）：36-37.

张春美，季浏，徐波，等，2006. 有氧操锻炼对女大学生心理健康影响效应的研究.天津体育报，21（5）：456-458.

张玉金，2013. 瑜伽运动对女大学生身心健康的影响研究.长沙铁道学院学报（社会科学版），4（4）：263-264.

章璐璐，黄世伟，杜寿高，等，2011. 太极拳运动对培养大学生身心健康价值的研究.搏击：武术科学，8（8）：46-47.

Kawachi I, Berkman LF, 2001.Social ties and mental health.Journal of Urban Health: Bulletin of the New York Academy of Medicine, 78（3）：458-467.

Mirowsky J, Ross CE, 1998. Education personal control lifestyle and health.Research on Aging, 82（4）：415-449.

Rosa CE, Wu CL, 1995. The links between education and health.American Sociologial Review, 60（5）：719-745.

Winkleby MA, JatulisDE, Frank E, et al, 1992.Socioeconomic status and health: how education, income, and occupation contribute to risk factors for cardiovascular disease.American Journal of Public Health, 2（6）：816-820.